译文科学

科学有温度

U0335238

癌症病人怎么吃？

王兴 ——— 著

上海译文出版社

序

我的学生每次跟我出门诊的时候，总是觉得我啰唆。我能理解，谁看病看到大中午一两点饿着肚子时还会心平气和地回答那些已经回答了一上午的问题呢？什么"发物能不能吃""手术后能不能吃辣"……

我会。

我会这么说："女士，我这是第四次回答您同一个问题，我再回答一遍，您听一下。"

即使做了30多年的外科医生，至今我在门诊的时候，还会询问病人平时喜欢吃什么，是怎么吃的。一方面是想通过大量的临床数据来推测是不是有某种食物会诱导癌症的病发，一方面也希望能及时纠正病人一些不科学的观念，让通过手术治好的病人能吃得科学，提高术后的生活质量。在整个癌症治疗过程中，手术自然是最重要的一环，但手术能不能获得最佳的效果，也就是最低的并发症率和最高的治愈率，是需要病人在术前术后的方方面面多加注意的。只有医生和病人共同努力才能得到好的结果，而不是靠医生一个人。

我之所以这样做，是因为我也曾生过大病，能理解病人和家属的心情。2010年的时候，我因为肺梗死被抢救过，也住过院，做过各种检查，从患病到康复，完整体验了作为病人时的恐惧心理。肺梗死不是我的专业领域，因此我很在意主治医生说的每一句话甚至每一个字。我会有很多问题，希望去请教那些医生，也就是我的老伙伴们。我可以提问，也知道怎么提问，但普通的老百姓能够请教医生的时间，也许只有门诊那短短的十分钟，甚至更短。

我执笔卫生部刊发的《原发性肺癌诊疗规范指南》时，不少内容是结合国内情况来写的。我当然知道国际指南是怎样的，但是我更知道，把国外的医疗指南一成不变地照搬到中国来指导我国的医院和医生行医，是不现实的。中国目前的经济发展和医疗发展水平还不均衡，很多县医院达不到国际指南要求的技术水平。更重要的是，很多病人的经济实力不能够让他们上来就做世界上最顶尖的同时也极为昂贵的检查。如果照搬国际标准，不但不能让更多的老百姓接受到最适合的治疗，反而会给他们带来沉重的经济负担。

在吃上面也一样。中国的饮食结构多种多样，要像西方人那样吃牛排汉堡、顿顿计算热量，我们中国人的胃是不适应的。中国台湾的出版社出版了这本书第一版的繁体中文版，我相信这正是有更多的海外华人华侨需要它，却无法从当地获取自己身体认可的营养所致。

这本书是我的学生王兴博士为中国的癌症病人量身定做的"饮食指南"。作为癌症病人的家属，我们应当怎样合理地照顾病人？身为中国人，癌症病人的家属又应当做哪些饮食上的调整，来降低自身癌症的患病率呢？这本书曾经出过一个版本，是我和王兴一起写的。之所以再版时由他独立完成本书，是希望能够彻底释放这个家伙的创造力，希望他用自己更真实、更新颖的故事让这些知识内容焕发新的活力。

　　我曾经和王兴说，第一本书我们写了个《肺话》(废话)，第二本我们不如写个《食话》(实话)，第三本再出个《屁话》，基本就全了。我们就是致力于给老百姓讲讲吃喝拉撒当中的那些讲究，说一说医生的大白话。我们不要用高高在上的姿态和老百姓说科学，而是要用最接地气的方式给他们讲故事。

　　　　　　　　　　　　　　　　　　　　　　杨跃

　　　　　　　　　　　　　　　　2022 年 9 月 13 日于北京

目　录

第三章 化疗病人的饮食指导

第四章 放化疗期间的饮食诀窍

第五章 吃货，别再这么吃了

第六章 预防癌症，你得这么吃

前言

我为什么要写这本书

距离婚礼还有 2 个月时，我得知 40 多岁的岳母得了胃癌。

那天，我刚下手术，看到手机显示了丁老师（老婆）的 11 个未接来电，就预料到一定是出事了。我赶快回了电话，她在电话那端哭成了个泪人。灾难来得猝不及防。一场疾病对于一个平凡的工薪家庭来说，无异于一次大地震，它在你最幸福的时刻降临，而你除了被迫接受以外毫无办法。这个正沉浸在婚礼的憧憬中、一心挑选鲜花布置新房的小姑娘，一夜长大。

在我早已准备好的结婚誓词当中，原本的台词是：

希望你永远不必长大，希望你的一生只有童话。

而现在，婚礼办还是不办成了一个未知之数。我的台词也只有：

赶紧来北京，我帮忙安排。

我立刻联系了当时工作的北京大学肿瘤医院，找到了普外科主任（现升任北京大学肿瘤医院院长）李子禹教授为其主诊治疗。尽管我们这对年轻的小夫妻已经抠门到了出门只住青旅、几块钱掰开了花的地步，但在看病这件事上我们毫不犹豫，用最快的航班接岳母来北京，在与治疗相关的事情上不计成本，不计代价。在无数亲朋挚友的帮助下，她在北京大学肿瘤医院进行了检查并接受了手术治疗。

所幸，是早期。

我内心是相信癌症会被彻底治愈的，但认知无法转移，我要不断给岳母和丁老师构建一种叫做"信心"的东西。作为医生的我，认为病人出院了就算是康复了；但是我却丝毫没有预料到，作为家人的我，要面临的种种考验才刚刚开始。

第一次暴击来得很快。

虽然我们都小心地把病情隐瞒得很好，但现实世界的"墨菲定律"从不肯饶过任何平凡又善良的人。岳母一直认为自己是病房里最特殊的存在，是因为我的特殊关系才"借住"在这里的，她本应是个"胃溃疡"，不应当住在肿瘤医院。但是好巧不巧，那天陪护的家人去办手续了，刚到这个科轮转的小医生不知情，随手把诊断书放在了床上。家人回来后，看到她看着那个诊断书发呆，一句话都不说。我得知这个消息的时候，既不认为医院犯了什么不可饶恕的错误，因为隐瞒病情本不该是医生的责任和义务，但我也确实担心她无法排解恐惧。

手术后，不知道什么原因，她的胃肠道功能恢复得并不顺利，刚输了一天化疗药之后就不停地呕吐，越呕吐就越不想吃东西。这种情况完全不能接受辅助化疗来巩固手术成果，岳母被迫中断治疗。丁老师竭尽所能地照顾，绞尽脑汁去准备食物，却只能眼看着妈妈和自己都一天天地瘦下去。丁老师觉得，也许是因为她得知自己的疾病之后，心情十分低落，从而加重了症状。她既担心再化疗会让妈妈更痛苦，又担心不化疗会增加日后复发的概率。这种无从选择、无法决定的焦虑，折磨了她许多年才慢慢散去。

　　距离婚礼还剩 15 天时，丁老师一方面担心妈妈会不会赶不上我们的婚礼；一方面又希望妈妈安心地养病。婚礼到底要不要她出席，要不要延迟或者取消，因为这场疾病的到来让小夫妻陷入两难。岳母一直跟丁老师说，婚礼她不参加了。她说："只要你们两个人好，我就好。"

　　我们只能朝着最好的方向去努力。"补充营养"，在医生那里只是一句话，病人家属落实起来却谈何容易。作为医生时，我也总是会留给病人家属一句"好好吃饭"的嘱咐；但是作为病人家属时，我就要负责"好好吃饭"这件事。我当时甚至觉得世界上最鸡肋的药就是口服的止吐药，吃止吐药也会吐出来，那么止吐药有什么用呢？

　　为了能让岳母把营养补足，遏制住体重不断暴跌的速度，我带她去了一个三甲医院的急诊，开了营养液，在闷热、封闭、气味十分不愉悦的环境下坐着输了五六个小时的液，体验非常差。这个输液是需要有家属陪同的，一个人是万万不能的。除了上厕所需要有人帮忙拎袋子，医院的输液室也不提供饭菜，吃饭问题需要自己解决。如果每天都去医院输液，还需要从家里跋涉一段相当长的距离。这种种原因让我们打了退堂鼓，转而去咨询社区医院，可惜当时的社区医院也无法提供帮助。

于是我自告奋勇，把医院的营养液带回家，又备了一套输液装置，在家里给她自行输液（因为技术不太过关，让她白挨了不少针）。偶尔我还会自己给她抽血到医院化验。这一系列的违规操作并不可取，但当时我不仅希望能让她在吃得不好的情况下，通过输液补充足够的营养和电解质，给消化道修复和重启的时间；我还希望整个过程对她来说尽可能地舒适。所以我只能这么操作，因为即便我在医院工作，医院也不是我家开的，我不能长期把她安排在医院里养病。每天早晨 5 点多，我帮她接好输液之后去上班，岳父负责输液结束后把针拔掉。

正当我自诩当代优秀女婿的代表时，第二次暴击又来教我做人了。那时距离婚礼只有 3 天。

我早上问岳母吃饭吃得好点没，岳母说感觉好多了，吃饭也比以前强了，让我抓紧时间去上班。那天我没有给她输液，而是给她抽了血，送医院急诊科做个生化全项，就去上手术了。刚下手术，我就接到了急诊科同事的电话，说："今天有一个生化的危机值，血钾 2.3，是不是你家的那个病人呀？"

天啊！我一看化验单，果然，血钾 2.3！这已经是到了要抢救的地步啊！岳母也许随时都可能出现心脏骤停！难怪早上看她脸色不太好，我还以为是没睡好。我赶紧打电话，听岳父说，原来这两天她吐得十分严重，什么也吃不下，但是两个人担心影响我们的工作，便不想告诉我们。父母这一代的人总是这样，即使在我们眼里他们已经成了病人，在他们的眼里我们却还是孩子。

我赶紧请了假打车回去，带到急诊就连吃带输液补上了钾，之后再复查血钾。她刚进急诊时脸色煞白，输液后仿佛一下子就活了过来，精气神都十分充足——这就是血钾的神奇作用。这一遭过后，我再也不敢有侥幸心理，每天都要和丁老师检查她吃的东西。

终于，在婚礼的前一天，岳母的呕吐止住了，生化指标完全正常，她如愿地赶上了我们的婚礼。

在疾病和伤痛的洗礼下，我们办了一场不大，甚至有些寒酸，却很温馨感人的婚礼。事实证明，只要彼此相爱，一家人不会因为疾病倒下，彼此的心反而会更近一些。

在后面的日子当中，她既是一个值得尊敬的岳母，也是一个非常听话的病人。按照我给她的饮食指导，她只用了很短的时间就恢复了正常的体重，也纠正了胃切除手术后的贫血。加上适当的锻炼以及女儿的陪伴，她很快就进入了正常的生活。也许每次复查的时候，她还会有些担心，但是随着这7年来的平稳度过，她生活得越来越有信心。

在这本书再版的这一天，她也从《癌症病人怎么吃？》第1版出版时即将成为姥姥的状态，到现在陪伴着飓总（外孙）走过了四个春夏秋冬。我们从不让她花费太多心力去照顾孩子，毕竟她的身体多少遗留了一些手术后的不便，但她可以从陪伴孙辈当中获得许多快乐，这也是她生活的力量源泉。同时，她强大的内心也使她成为了一个"医托"，但凡小区、村庄里、广场舞大军、电梯里、幼儿园门口排队接孩子放学的人群里……有人得这个毛病，她都会主动凑过去询问情况，并且找我安排治疗。她并非黄牛，而是"社牛"天花板，她的真诚和勇敢也鼓励了更多的人从无助中走出来。

但我有一天不禁想到，即便作为一个肿瘤外科医生的家属，她的康复过程都能这样一波三折，甚至遭遇了那样的危急时刻，其他人的家庭中，又会发生什么呢？

出院的时候，医生有时会告诉病人，最近先多吃点好消化的。病人家属便记在了心中，直到吃了 2 个月粥的时候才会思考："最近"究竟指的是多长时间，我们现在能吃别的了吗？"好消化"又是什么意思？

一天晚上，一位吃了 1 年粥的病人小心翼翼地在微信上问我，现在除了粥还能吃点别的么？我问他为啥现在才问，他说抱歉，白天上班。

得了病，病人似乎就变成了一个刚刚生出来的婴儿。什么时候只能喝奶？什么时候能加辅食？什么时候能和家人一起吃饭？有没有需要注意的地方？有没有忌口？因为不知道应该怎样照顾病人，往往会导致病人家属用力过猛。

就像我在《病人家属，请来一下》这本书中提到的一样，很多年轻朋友（比如书中的"抗抗"）也许才刚刚走上工作岗位，开启自己幸福的人生，但就在这个时刻，突然成了一名癌症病人的家属。碰到的一切问题都是新的，但是却不容许犯丁点错误。正如没有人生下来就会做父母，也没有人天生就是一位合格的病人家属。病人家属不是一个需要学习、考试、拿证的岗位，可疾病一旦发生在家人身上，就需要立刻上岗。"怎么吃"，是我们在对抗癌症路上最重要的一件事情：吃不仅是营养的来源，也是我们生活质量的重要标志。无论疾病如何，只要吃好喝好，对中国人来说就是好的、值得感恩的一天。

感谢杨跃主任对本书的巨大贡献，在杨主任的支持鼓励下，这次再版我将尝试独立完成本书，真诚并放肆地表达内心的感受。丁老师成功走出了自己的心理阴影，希望这部书能让更多和她一样的人获益。再版我依然没有添加食谱，因为我认为了解适合癌症病人饮食的原则以及怎么吃才会不得癌，才是更重要的事情，而并不是"做饭"这件事本身。我的烹饪技巧主要是"用爱做饭"，然后用道德绑架家人夸奖，所以在做饭这件事上，你应是强于我的。

这本书中很多故事来源于我自己，也来源于身边每一个鲜活的案例（除我的家庭之外均为化名）。也许你不能照搬他们的做法，但是你可以通过他们的故事，找到适合你的方法。也希望癌症病人的家人，可以通过改进饮食习惯，好让类似的事情发生得更少一些。

我希望能用我所学的知识和"过来人"的经验，帮助癌症病人及家人度过这段晦暗的时光，照亮你们人生的前路。

王兴

2022 年 8 月 20 日写于北京

第一章

得了癌，
千万别小看吃

第一节　"中国式病人"不是饭不好，而是不会吃

在中国做一名病人，我其实是偷着乐的。

还在很小的时候，每次感冒，我便喜欢浑身发冷裹着被单吃一口妈妈做的番茄面汤。这汤必是用熟透了的、炒过的番茄打底，千万不能加蛋，那样会因为油腻影响口感。挂面是两元厚厚一板那种，煮熟了也条条分明不会黏在一起。出锅时撒上些香菜叶子，再来点醋和生抽，滴上一滴香油，吃起来暖到心窝，感觉不到一丝恶心。清汤寡水的面构成了我对于感冒发热的全部回忆，甚至于我在国外不幸中招流感后，看着伙伴送来的贵重的披萨和牛肉完全无感，我想念家乡的挂面，想念青菜豆腐汤。这寡淡的口味并不能说明我是个佛教人士，只能证明我确实匮乏贫瘠的童年培养了我对"美食"的片面理解。

但这份理解，我认为是有美感的，这份中国饮食文化所带来的美感无法用电子秤来准确衡量，它有自己的分寸，也根本不缺拥护

3

者。文学家汪曾祺的《五味》就可以用"好吃"来形容。他说：做麻婆豆腐要用的肉末是牛肉末而非瘦猪肉末，"炒青菜须用荤油，炒荤菜当用素油"。又说："到了一个新地方，有人爱逛百货公司，有人爱逛书店，我宁可去逛逛菜市，看看生鸡活鸭、鲜鱼水菜、碧绿的黄瓜、彤红的辣椒。"我不需要太多语言就可以说服你，中国的美食文化是迷人的，中国人对于"好吃"是有发言权的，不需要米其林几星这样的定义，街头巷口排长队就是最好的证明。

可悲的是，当一个人成了癌症病人，他就彷徨了，他的一家子也都彷徨了，他们总想吃点"好的"。他们一边认为过去的食物中必定有什么导致了这令人绝望的疾病的发生，一边又不知道究竟什么才算"好的"。这种"吃点好的"并不是指像20年前那样，赚了一笔小钱一家人去下个馆子，点上三菜一汤，而是要有益身心的、延年益寿的，最好还能有些防癌功效的。

这就是我们每天看到的"中国式病人"，不是饭不好，而是不会吃。假设一个家庭遭遇了癌症，多数人首先会陷入反思——是不是我做了什么错事？这种病耻感会驱使人进行改变。吸烟的人会立刻戒烟，饮酒的人会立刻戒酒，同时也会把注意力放在每天的饮食上，毕竟我们自己的一切，都是自己吃出来的。于是便多了很多说法，例如吃肉致癌，酸性体质致癌，吃发物致癌，吃海鲜致癌，吃鸡肉致癌（但是鸭肉没问题），喝碳酸饮料致癌，吃烧烤致癌，吃汤泡饭致癌，吃隔夜菜致癌……

我经常对此类说法进行总结——生而为人，就会得癌。

无数的说法产生之后，一个新学派便诞生了，那便是营养学。营养学是纯粹的科学，是基于生物学、统计学、医学的综合学科，它的目标是实现人的营养均衡，达到健康的目的。但是营养学在中国病人的康复过程中遭遇重重阻碍，它不仅要和伪科学所造成的谣言为敌，还要与中国的传统饮食文化相抗衡，而后者的战斗旷日持久，到今天也未分出个高下。即便"科学"告诉人们早餐要吃肉，许多人也仍然坚持认为粥是最合理舒适的早餐。

　　所以，在这本书内，我们将反复进行的一件事就是平衡，平衡传统与现代，平衡中国和西方，平衡习惯和科学，平衡损失与获益。一方面，要降低传统饮食文化造成的破坏性影响，另一方面，要提高科学饮食的可操作性和可接受度。这种既要又要还要的事情，我未必能成功，但也要试试。

　　很早的时候有一部电影叫作《刮痧》，是由梁家辉和蒋雯丽联袂主演的，故事讲的是许大同到美国工作和生活，事业有成，家庭幸福，自以为实现了美国梦的时候，却发现这一切抵不过中美文化之间巨大的差异。其中有一个情节让所有人印象深刻。两个人的孩子生病了，闹肚子发烧，孩子的爷爷因为看不懂药品上的英文说明，便采用中国民间流传的刮痧疗法给丹尼斯治病，被保姆发现之后告上了法庭。丹尼斯背后的"伤痕"让美国人瞠目结舌，认为衣冠楚楚的成功人士道貌岸然，对孩子如此虐待。法官当庭宣布剥夺许大同的监护权，不准他与儿子见面，他的美国梦就此破裂。

　　类似的故事还有很多，小孩子发烧时，很多老人就会给他盖厚厚的被子用来"捂汗"，认为汗透了就能退烧了。我们现在慢慢了解了，出汗的确能够降温，但是通过"捂"的方式会带来更多问题。我们的祖辈提出的很多观念，和西方医学的"放血疗法"相似，都会随着科学的进步被不断证伪。在当下，我们完全不需要使用捂的方法，有了更为简单有效的方法，例如使用酒精或者温水擦拭进行物理降温，又或者是采用药物让孩子降温。

还有万能的热水理论。每当生病的时候，男朋友就会说一句："多喝点热水吧！"每当心情不好的时候，男朋友就会说一句："多喝点热水吧！"每当发烧感到肚子痛，他们永远都只会说一句："多喝点热水吧！"这种"中国式关心"是再正常不过的现象，关键的问题是，它真的有科学依据吗？热水究竟要多热才管用我不确定，只是知道65℃以上的热水能提高患食管癌的概率。

不是我们熟知的经验，即所谓的"讲究"，就是科学，也不能用"外国人肯定和我们体质不一样"来排斥和否定西方的医学。作为医生的我们需要时刻保持谦卑，通过不断学习逐渐接触到真相。但是现在，我们的病人对科学先入为主地拒绝，"相爱相亲一家人"群里充斥着观念的碰撞，让医生和家人都束手无策。

每年，450万新增的中国癌症病人，不少都在假装养病。你越是希望TA加强活动和锻炼，TA越是天天歪躺在床上，似乎这一生了病，TA的家庭地位就马上提升到了极致，每天像皇帝或是太后一般使唤伴侣或是子女，动都懒得动一下。你说TA是在养病，TA就是把"养"理解为了"养猪"。

现在都在提倡 ERAS（加速康复外科治疗），这是一个整体概念，并不是简单的"手术前住院时间短、手术后赶紧出院"这么简单，也不只是需要医生加速拔管拆线就好，它需要的是医生、病人和家属从每个细节做起的、全方位的努力，从而促进病人康复的速度，减少住院时间和花费。

就我临床观察到的现象，化疗的病人，越是文化水平稍低一些的，越是会努力配合医生，努力克服自己内心对化疗药的恐惧，尝试用各种方式来提高自己的食欲，这样不但能减少并发症，也能减少花费。反而是那些受教育程度很高、平时养尊处优的病人，显得略为"娇气"。他们更希望选择一种简便易行、容易操作的方式，那就是花钱。他们对健康的重视程度更高，显得更加惜命，但是做法上却是购买大量的保健产品和"补药"，那不但没有帮助到自己，还使自己的状态越来越差。

还有的病人属于另外一个极端。有一次，一位手术后的病人来门诊找我复查，我看她骨瘦如柴，便问她平时都在吃什么，她说自己什么都不敢吃，说这个是发物，那个会致癌，成天就喝粥吃粗粮。认为生了一种无法理解的疾病是由于自己之前的享乐，在康复后像苦行僧般地压制欲望，是全世界病人共有的一种特殊的心理，吃素、吃低盐低油、拒绝辛辣，这些生活方式在患癌群体中屡见不鲜。这个骨瘦如柴的病人，觉得吃饱饭会给肿瘤提供营养，所以就不敢多吃……每天喝水、念佛、吃青菜，从一个健康的人硬生生地吃成了一副骨架。

我问她："那您最近身体不好，老感冒发烧吧？"她无奈地点点头，同时肚子里传来一阵子咕噜咕噜的声音。饿死癌细胞，也是一些人鼓捣出来的坑人谣言。我又问她："那当时给您提这些建议的那些亲戚朋友看您现在这么瘦，还和您有来往吗？"她摇摇头。

在中国的传统抗癌防癌观念当中，五花八门的讲究着实不少。多年不看书读报的村口王大爷，在别人生病的时候，摇身一变就成了祖传名医，各种讲究张口就敢说；但是当病人出了问题的时候，这些人往往又消失得无影无踪。

另一方面，家属们宁可斥重资去买保健品，也不愿意把父母的一日三餐做得营养，更不愿意去听营养师苦口婆心地讲营养搭配的均衡。每个家属都在想："都长这么大了，我吃饭还用你教？"很可惜，在抗癌的过程中，吃饭还真是一门重要的学问。

01. 照搬西方模式，是最懒惰的科学

我之所以没有把西方的饮食指南直接翻译过来，正是因为照搬完全不可取。我们可能不懂西方先进的营养科学，西方人也很难理解中国饮食文化的浪漫。

美国人生了病之后是怎么吃的呢？有人说美国人皮实，得了病好得快，这个我是同意的。以我们胸外科为例，手术之后，中国人至少要虚弱个一两天之后看起来才像个正常人，但是美国人经常是上午刚刚做完肺的手术，下午就可能会自己拎着引流瓶在楼道里跑步，做蹲起和俯卧撑，这在中国是不可思议的事情。

我们也知道美国人生产之后往往会喝他们最常喝的冰水，产后也不需要坐月子就可以正常生活和工作。人种之间的体质当然会有差别，美国白人在力量、速度等多个方面也并不及黑人，美国人饮食方式上以高热量、高蛋白著称，把牛肉当米饭一样吃，所以很多中国姑娘总有肥胖焦虑，但是很少有人能胖到美国人的地步。另一方面，美国人对健身也更热衷，无论男女都更爱好健身，因此总体来说，身体普遍要比中国人更壮实，在外科的感受会更明显。

　　综上，我们不难纠正之前的一个错误观念——美国人的术后康复都得益于规范、科学的饮食。身体素质和肌肉含量的优势可能在其中发挥了更大的作用，而非仅仅由饮食单方面决定的。

　　在吃的方面，美国人主要做到了四个字——科学，无趣。

　　说他们科学，是因为所有的食物都是设计好的，只要按照比例和重量加进去就可以了。西方人，习惯把所有的食物摆放在一个盘子里面，不但可视化效果好，还可以很轻松地计算出进食的热量、蛋白质含量、维生素含量是否达标。无论是家属还是医生，都可以很轻松地根据食物判断病人的摄入量，从而进行饮食调整上的指导。但是中国的饭菜多数是桌餐，例如四菜一汤，你很难通过桌上的菜判断出一个人进食的量。四个菜我未必都吃了，一盘土豆烧牛肉我也许挑食就只吃了牛肉，葱和蒜作为配菜经常是不吃的，一个桌子上每个人吃的量都不完全一样。

　　但是在科学的同时，他们的饮食也实在是单调无趣。永远是一样的东西，变化的只是不同的排列组合。但是中国人就不一样了，一盘菜当中就有数种食材，采用不同的烹饪方式进行组合。每道菜也都是五颜六色的，甚至连造型都有可能直接撩拨人的食欲。正是这些才使得扶霞·邓洛普成为一个中餐迷，她自称是有"四川舌头"的英国人，创作了《鱼翅与花椒》和《寻味东西》。

这里给大家看一个美国人的菜谱（摘自美国癌症研究所官方网站）：

> 高蛋白、高热量的奶昔
>
> "营养强化乳"——就是低脂牛奶加入低脂牛奶粉（增加蛋白含量）
>
> 果奶
>
> 经典的早餐奶
>
> 桃味乳酪
>
> 鸡肉白豆汤
>
> 火鸡通心粉汤
>
> 辣酱西蓝花汤
>
> 土豆汤

这份食谱没有给我带来任何食欲，似乎美国的饮食文化比我国落后了几千年（事实也确实如此）。他们只是把看上去很有营养的两种食物强行混在一起就算一道菜。所以我们出国的时候，尽管有时候语言不通，看菜谱也能够大致判断出是什么，无非就是"××

肉+××菜"而已,不像中国的菜谱,光看名字根本看不出来,如果强行翻译,连意境都消失了。例如,佛跳墙、夫妻肺片、毛血旺、红烧狮子头等,光是名字就可能让人胃口大增。更不用说婚宴时各类夸张到猜不出到底是啥的名字,例如早生贵子(花生仁枣羹)、比翼双飞(酥炸鹌鹑)、鸳鸯枕(什锦烩蔬菜),等等。

在我看来,我们唯一要借鉴国外的,是这种健康的饮食理念。人需要摄入多少糖、多少蛋白、多少微量元素,之后的实操层面,靠中国的传统饮食文化就足够了。

很多时候病人说正在化疗,胃口不好,我都会建议他们回家没事看两集《舌尖上的中国》。作为中国人,在吃的方面一定要有优越感,这种优越感是从祖辈代代传下来的、扎根于我们血液和灵魂当中的财富。作为癌症病人的家属,我们有理由,也有能力,让他们吃得更好,吃得更健康。

02. 只买贵的,不买对的

为什么我希望用给建议的方式,而并非照搬医学文献的方式和你说这件事,这其实是作为一名医生,被大量的现实教育后的结果。曾经我也只和病人讲科学,可是病人前脚迈出我的门,后脚就上了保健品的贼船。

我无数次问他们:"为什么不信我?"

"你说得都对,但是你只是说什么都能吃,也没告诉我到底应该吃什么。"

他们说的我也认可。

辟谣者往往告诉别人什么是错的，什么是荒谬滑稽的，总是高高在上地嘲讽他人的无知，却无法对病人、弱者的恐惧感同身受。但凡能给一点超出严格知识范畴的生活建议，也许就能够挽回一些迷途的人。在《沉默的大多数》一书中，王小波曾写道："我以为，一个人在胸中抹杀可信和不可信的界限，多是因为生活中巨大的压力。走投无路的人就容易迷信，而且是什么都信。"

得了癌，保健品是国人无法绕开的一个环节。人只会为焦虑感进行非理性的消费，特别是健康领域，为了防止癌症复发这个虚无缥缈的期待，太多人抱着"宁可信其有，不可信其无"的态度一掷千金。保健品未必一定是无意义的。虽然中国的保健品观念一直在进步当中，但距离发达国家还有一定的距离。购买和赠送保健品似乎已经脱离了它本身的属性而变成一种社交礼仪，"发乎情，止乎礼"，至于保健品本身的价值，又有多少人真的在意呢？

20 世纪 80 年代，那个时候中国只有很少的人意识到保健品这块蛋糕的巨大，利润市场没有被大面积地瓜分。大部分人是采用"药酒"的方式推广保健品，并没有专业的管理团队和运作模式，更多的是"私人小作坊"式的口碑传播，保健的效果也大多基于传统中医和民间偏方。而从 20 世纪 90 年代开始，"健康是能够花钱买来的"，这个观点逐渐深入人心，一大批掺和着各种西药和激素的保健和化妆品出现在市场上，这个时候恰好是国民生产总值飞速发展的年代，人们逐渐过上了小康生活，家家彩电也不是什么新鲜事，活个七八十岁也不算新闻，日子过得红红火火，所有人都把心思放在了如何活得更好、活得更健康上面。

这个时候商家采取了非常有效的传销手段，我卖保健品你怕是骗人的，那你的邻居卖给你保健品，你也觉得是骗人的吗？你的邻居都在用美容养颜的保健品，你就不舍得花钱给自己的老婆也买点？就这样，很多保健产品，主要是胶囊类的保健品，在2000年的时候一下子达到了500亿元的销售额，保健食品行业进入了巅峰时期。

然而，随着假冒伪劣保健品的负面事件不断出现，越来越多的人认识到保健品内部巨大的骗局，保健品行业开始缩水。商家发现，似乎越来越难像以前那样骗到人了。于是保健品的花样越来越多，类型也越来越丰富。从读书时候健脑的保健品，到老年人增强睡眠的保健品，再到中年男性的补肾神药，中年女性的养颜秘方。无论你想考学、上班、熬夜、出差、减肥、快乐，总有一样保健品适合你。所以要我说，中国的保健品在这个时期被曲解了它本来的含义，而是冠以各种功利的目的。

2003年中国加入WTO之后，国际市场要求中国政府开放直销市场，给中国人打开了一扇新的大门。来自欧美等发达国家的保健品一窝蜂地涌入中国，中国也兴起了一阵新的保健热潮，但是概念与以往完全不同。中国人的保健观念从"功利性""目的性"部分转变成了"补充必要元素"，长期保持摄入保健品，来达到健康的目的，这就与国际上的保健观念逐渐接轨了，也使得保健品的销售额在 2005 年回到了 500 亿。

目前，保健品市场还是保持着每年 20% 的增速，这和我们日益增加的对健康的渴望是密不可分的。"不求最好，但求最贵"，这句《大腕》里的经典台词也定义了这一特殊的健康消费观。健康逐渐被物化为产品，与健康相关的一切转变为产业，人们也就在这个过程中逐渐随着浪潮沉浮。

在保健品的发展过程当中，从起步的混乱到迅速规范化，与国家的调控和规划是分不开的。

冬虫夏草是一类非常常见的保健产品，中国传统的中医药学和我国绝大多数学者所指的冬虫夏草，特指麦角菌科冬虫夏草菌的子座及其寄主蝙蝠蛾科昆虫冬虫夏草蝙蝠蛾幼虫尸体的复合体，主产于四川、青海、西藏、云南等海拔 4000—5000 米的高山草甸中。我国关于冬虫夏草的记载最早见于清代吴仪洛 1757 年著的《本草从新》："冬在土中，身活如老蚕，有毛能动，至夏则毛出土上，连身俱化为草，若不取，至冬则复化为虫。"《中华人民共和国药典》1990 年版收录了冬虫夏草。

20 世纪 90 年代初期，人们再也不用为吃不上肉发愁，冬天也不用囤大量的白菜，因为大家知道，就算没有菜了，超市里还有大棚的蔬菜能够供应。正是在这样一个不愁吃穿的年代，那些稀有的东西才产生了价值。冬虫夏草就是这样一类稀有的产物，它们因为无法培育，只能由藏民去人工挖取，就变成了一条无比庞大的产业链，似乎越是难挖的、罕见地区的虫草才越珍贵。本着不求最好，但求最贵的心态,强大的购买力把虫草产业链硬生生地创造了出来,养活了成千上万的人。虫草成了医疗界的 LV 和爱马仕,被当作一种概念来消费。

然而越来越多的证据证实,冬虫夏草的营养价值并没有它传说的那么夸张,它和正常的动物没有太大区别。另外,冬虫夏草身价暴涨之后,从一味药材直接转变成了"美容养颜、延年益寿、抗炎抗肿瘤"的万能药,价格几十倍地上涨,商家用大量的虚假信息迷惑了消费者。

2016 年 2 月 4 日,国家食药总局在其官网发布了《总局关于冬虫夏草类产品的消费提示》(以下简称《消费提示》),该提示称:近期,食品药品监管总局组织开展了对冬虫夏草、冬虫夏草粉及纯粉片产品的监测检验。检验的冬虫夏草、冬虫夏草粉及纯粉片产品中,砷含量为 4.4—9.9 毫克 / 千克。冬虫夏草属中药材,不属于药食两用物质。有关专家分析研判,保健食品国家安全标准中砷限量值为 1.0 毫克 / 千克,长期食用冬虫夏草、冬虫夏草粉及纯粉片等产品会造成人体砷摄入过量。另外,2017 年国际顶尖杂志 CELL 的子刊也证实了,冬虫夏草当中并不含具有抗癌功效的"喷司他丁",更没有传说中的抗癌功能。

打着保健品旗号的"药材"去抗肿瘤是不科学、不现实的。癌症太复杂,太无法捉摸,不是吃一个虫子或者一棵草就能解决的。这并不怪病人和家属们,有时候正是因为关心,才做出这种种行为。我作为家属,在陪伴病人的过程中也收到过这样的"礼物",但我都直接扔掉了。保健品就是这么个东西，你不管信不信，都要为它买单。尽管岳母没有吃，但是欠的人情我们总要用其他方式还，这就是所谓的保健品的被动消费。

那有的朋友会问了：如果真是没用，为什么所有的人都说要吃点呢？我通常会反问这些病人，那为什么钻石会那么昂贵呢？不是因为钻石是最坚硬的，也不是因为它最美，而是因为一句让所有人都愿意买单的谎言——钻石是爱情的象征，钻石恒久远，一颗永流传。

存在并非一定合理，它也许只是一些人希望我们认为合理。保持冷静的思考和坚定的科学观，是我们在抗癌路上时刻需要警醒自己的事情。谣言未必都是由邪恶的商家创造的，医务工作者的队伍也未必绝对纯净，良心是全部特质当中最难变现的一样品质，所以我才那样珍惜拥有它的每一位伙伴。

第二节　大数据告诉你，癌症离我们到底有多远

　　这一节并非关于怎么吃的话题，但为了能够顺畅地继续后面关于怎么吃的讨论，我们就需要先了解：癌症到底是什么？它又是怎样发生的？究竟能否被治愈？缺乏对这个术语的基本理解，很可能会使得后面对于怎么吃的探讨成为纯理论的推导，而并非基于科学假设和实验证据的证明。我深信，这些知识会在你的心中构架一辆汽车模型，这个模型就是你自己，你的前方的悬崖就叫作"癌症"。当你了解了汽车的构造，你就不难理解它的油门（导致癌症发生）和刹车（减少癌症发生）的基本原理。所以我希望你尽可能耐着性子把这几个术语扫完，我也会竭尽全力使它们看起来更有意思。

01. 什么是癌症？

　　癌细胞其实离我们并不遥远，它就源于我们身体的正常细胞。

我们人体的细胞每天都进行着一组相似的工作，那就是一边不断地分裂，一边不断地死亡。新生的细胞取代着旧细胞的位置，让人体可以像一台机器一样运转。例如，口腔或者胃黏膜的细胞，大约5—7天就可以完全更新一代，而骨细胞，完全更新大约需要7年的时间。所有的细胞按照自然规律更迭着，才能让机体始终保持着最佳的状态。

为什么细胞不能一直存活？因为细胞的基因组本身就存在缺陷，它会随着分裂次数的增加而逐渐失去优秀的编码能力，之后人体内的监察机构——免疫系统就会发现它们，并勒令它们进入自毁程序，让更加健康的细胞投入到人体的建设上来。随着几万亿次的分裂，总会有几个细胞是不听话的，分裂成畸形的细胞，而它们会很轻易就被免疫系统清除掉。但是随着人类寿命的不断增加，分裂次数也不断增加，总会有一两个细胞获得了不死的能力，而它们从样貌外观上又和正常的细胞没两样，恰好躲过了免疫系统的"追捕"，从而在一个僻静的角落里安静地生活了下来。

这就正如我们对于"坏人"的判断，最可怕的敌人一定不是面目狰狞、尖嘴猴腮的，也不会是高举刺刀和枪炮的，最可怕的是潜伏渗透进你的组织内部许久的，看上去慈眉善目、人畜无害的，但是却可能会在你完全放松警惕的时候露出凶恶的獠牙。癌细胞不仅长得像一个好人，更能像一个好人一样去行动，例如一些癌变初期的细胞，仍然具有一定正常细胞的功能。因为它还相对弱小，所以它不敢公然造反。等它繁殖到足够多的时候，气候已成，就没有人能再阻挡它了。即使免疫系统发现了它，也对它无能为力了。这个家族开始不断地开枝散叶，首先开始掠夺周围的正常空间，作为自己孩子的食物，这就叫作肿瘤的"侵袭"，之后开始向人体的各个部位输送自己的孩子，这就叫作肿瘤的"转移"。

如果把人的细胞都变成癌细胞并控制住分裂速度，人会不会永生？这个问题其实很有趣，作为肿瘤医生，我觉得大多数有心人都曾经想过这个问题，我们甚至也幻想过向肿瘤请教，学习肿瘤细胞无限增殖的秘诀，从而让人类也能永生下去，或者至少是让某个器官能够大量增殖，从而来替代我们生病的器官。例如，肝癌的病人，要切除一半多的肝脏，能不能让病人先多长出一倍正常的肝脏，这样我们切除患病的部分肝脏，就不会给人体带来生命的危险？

但，梦想是美好的，也是遥远的。

首先我们要明确一点，肿瘤细胞的确会无限地增殖，但关键的是它失去了分化的能力。什么叫分化呢？我们举个例子，所有人都诞生于一颗受精卵，它本质上也是一个细胞。如果这个细胞仅仅是一分为二，再一分为二，如此无限制地分裂下去，就能变成人吗？

当然不能。

我们必须要使这些细胞，一些长成我们的四肢和躯干，一些长成我们的肝脏和大脑，一些成为我们的美好面容和强大的生殖器官，我们作为一个人，才能呼吸，才能吃饭，才能做爱，从而繁衍后代，对不对？正如我们的文化，其实在我看来也是文明的分化，如果一个族群只有一类人，只做一样的事情，这个族群是无法繁衍的，必须要有人司谷物,有人司运输,有人司狩猎,在狩猎上又分为禽、鱼、兽,一个文明才能像烟花一样绽放。

最难的不是不停地生长,而是需要人体的组织按照一定的需求和规律去生长,甚至在该自毁的时候没有一丝留恋。这是一个特别复杂的问题,细胞和组织没有思考的能力,但如果把每个细胞看作一个个独立的生命体,那么每一个生命体也都有着趋利避害的本能,一旦丧失对它的控制,它就会朝对自己最有利的方向去演化。目前科学也没有搞明白,到底人体内有多少个调控分化的通路,它们又是怎么知道在合适的时机开始分化的。

恶性肿瘤是什么呢?它无非就是一群失去了控制的细胞,它们只能无限地分裂。它就像一辆车不会刹车,更不会转弯,只会一路加速下去,只要路不是直的,总有一天它是会翻车的。你让它自毁,它说你算老几。

恶性肿瘤当中,从胚胎的上皮(葡萄皮)起源发生变异的,医学上称为"癌",从间质(葡萄瓤)起源的,医学上称为"肉瘤",其他部位起源的,单独进行命名,例如,淋巴瘤、白血病等,但老百姓一般用"癌"来泛指所有的恶性肿瘤。

肿瘤的无限生长和人的无限生长是两回事。人的生存需要无数器官、组织、细胞的通力合作,形成一个"稳态",彼此制衡、互相支持,这可不是单纯某一个组织无限生长就可以实现的。我们作为医生,也是作为科学家,现在希望做的,就是能够让肿瘤"刹车"(化疗、靶向治疗),或者"转弯"(促进分化的药物,使肿瘤细胞

"改邪归正"成为正常细胞），才能让人作为一个整体活下去。

所以最科幻的说法是，要同时让所有的细胞都变成肿瘤细胞，有无限增殖的能力，另外，还得让所有的细胞都按照机器设计的分化途径去走，想让它分化成什么组织就分化成什么组织，想什么时候发挥作用就什么时候发挥作用。但这在当下看，还是一件过于遥远的事情。

02. 癌症发病率到底多高？

美国的癌症真的比我们少吗？不见得。

很多人会有这样的想法，为什么我们身边的人总在得癌症？现在的癌症为什么越来越多了？好像周围朋友亲戚同事当中，几乎都在不停地得癌。那么问题来了，癌症的发病率真的越来越高了吗？美国人吃得好、医疗条件又好，是不是不像我们得癌的这么多？

中国医学科学院肿瘤医院、国家癌症中心赫捷院士，全国肿瘤登记中心陈万青教授等于 2016 年 1 月 25 日在 *CA Cancer J Clin* 杂志上发表了 2015 中国癌症统计数据。另外，2018 年美国又再次发表了每年一篇的学术报告，罗列了美国截至 2018 年的癌症发病率、死亡率的变化。我们把两个研究进行对比，看一看我们到底和美国存在怎样大的"差距"（见图 1-1）。

图 1-1 是美国人的癌症发病率和死亡率情况，纵坐标提示的是每 10 万人有多少人得这种肿瘤。可以看到美国人的癌症发病率到 2015 年大约为 450/10 万，也就是 4.5/1000。同时我们也能明显观察

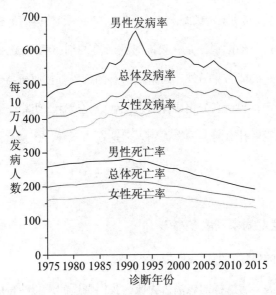

图 1-1　美国人的癌症发病率和死亡率情况

到，男性的发病率自 21 世纪以来出现了滑坡式降低。那么，同在 2015 年，中国人的癌症发病率又是怎样的呢？（见图 1-2）

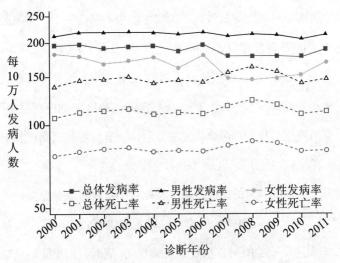

图 1-2　中国人的癌症发病率和死亡率情况

从上图我们可以很清晰地看到，对于我国来说，癌症的整体发病率为 200/10 万，整体上还要低于美国的 1/2。因此，我们不必抱着错误的观念妄自菲薄，觉得自己生活在一个污染严重、癌症发病率居高不下的国度。

然而，我们也不得不正视自己的问题。

首先，美国人均寿命长。目前对于美国人来说，一生当中患癌的比例，男性是 39.7%，女性是 37.6%，这个数字是非常惊人的。也就是说，每 3 个美国人一辈子当中就有 1 人可能会得 1 次癌（也就是平均每个家庭都会有 1 位患癌者）。（见图 1-3）但是研究也非常清楚地体现，这些患癌的人群主要是年龄在 70 岁以上的人群。目前只有大城市人口的平均年龄达到了 72—74 岁，大部分农村和偏远山区的人口寿命可能还达不到癌症的好发年龄，所以从数据上

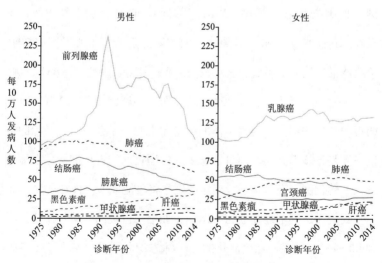

图 1-3　美国不同种类癌症的发病率变化

看，我们的癌症发病率似乎更低一些。

另外，美国的检查手段更普及，因此癌症的发现概率会更高。我国在农村地区也许有很多病人直到去世都不知道自己得的是什么疾病，因此从癌症发病率的统计角度来看，我国的发病率还应该比目前的数据更高一些。

更重要的是，美国的癌症发病率目前处于每年下降的趋势，特别是男性。这点我们从更细节上的数据可以看到，美国肺癌的发病率大大降低，这与美国大力推行戒烟是密不可分的。

而反观我国呢？癌症发病率其实一直处于缓慢上升的趋势，再加上一个庞大的人口基数和逐渐老龄化的社会结构，这就导致我们国家每天有 1 万人被确诊为癌症，也就是平均每分钟就有 7 个人会被告知得了癌。据报告，中国 2015 年估计有 429.2 万例癌症新发病例，281.4 万例癌症死亡。2016 年估计有 406.4 万例新发病例，每天有超过 1.11 万人被确认癌症。而国际癌症研究中心发布的 2020 年全球最新癌症负担数据显示，2020 年中国癌症新发病例 457 万例，其中男性 248 万例，女性 209 万例，而死亡病例数有 300 万。统计的视角和方法不同，但是总体的结论非常明确：在中国，癌症的发生率还是逐步上升的。而且别忘了，中国目前的人口结构正在加速进入老龄化倒金字塔状态，癌症的发生将可能成为一种常态。

我们无法理解癌症成为常态，正如上个世纪的人从不期待能活到 80 多岁。长寿是社会演化的一个标志，但同时也带来了太多副产品。日本有一本著名的科幻小说叫做《百年法》，讲的是人们在未来某个时刻发明了某个神奇的病毒，注射病毒之后，人可以一直活着，不会衰老。这导致全日本的人蜂拥而上，注射病毒，结果却发现整个社会的伦理、人际关系、社会运转受到了长寿的巨大威胁。

说起癌症，死亡率和发病率反映的是不同的侧面，发病率更多体现的是人种、环境和生活习惯的影响，而死亡率更多体现的是治疗水平、早筛水平，也就是来自医学的防御力。对于中国人来说，虽然男性所有肿瘤发病率在 2000 年至 2011 年间略显稳定（年增长 0.2%），女性增长显著（年增长 2.2%），但是男性和女性癌症死亡率从 2008 年以来出现显著下降（分别年降低 1.4% 和 1.1%）。癌症死亡率开始下降了，这总是好事吧。

那我们再来看看美国的数据是怎样的。美国在过去 20 多年，总体死亡率已经下降了 25%，超过 210 万人避免死于癌症，其中最重要的三个因素是控制烟草、推广筛查和开发新型疗法。

控烟方面，美国自 60 年代开展控烟运动，吸烟人数 40 年持续降低，而且公共场合全面禁烟。通过几十年的努力，得到了显著回报。从 1990 年到 2014 年，美国男性肺癌死亡率下降了 43%。著名杂志《柳叶刀》曾发表研究称，如果我国再不开始强抓戒烟工作，也许将有 1/3 的年轻人会死于吸烟。

但是这里也要讲一个小八卦。其实在阿姆斯特朗登月之后，美国的尼克松总统"膨胀"了，他签署了癌症治疗法案，决定在几十年内消灭癌症这种疾病。可是几十年过去了，为政府发声的专家学者们从一开始的慷慨激昂，逐渐修正了言论策略，把一切努力的方向放在了"提高癌症的早期发现率"上。在这之后，美国的癌症发生率提高了一些，确切地说，是"发现率"提高了一些，但是额外增加的部分，都是容易治疗的早期癌症，死亡率自然就下降了一大截。

北京、上海两个城市人口的癌症发病率都不低，但是可喜的是，死亡率却相对低很多。例如北京从 2000 年开始就有一批人开始了防癌筛查，通过 CT 发现了早期肺癌病人。但不幸的是，从外地赶来的病人当中，我们能够收入院手术的比例不到 20%，大部分都已经到了癌症的中晚期。我国有 85% 的肺癌病人一旦确诊就是晚期，因此我们的死亡率当然要比晚期肺癌的比例只有一半不到的美国要高得多了。因此如果能把癌症筛查普及开来，我国的癌症死亡率将会进一步下降。

03.5 年生存率代表临床治愈率

这是一个统计学的概念，把生存期超过 5 年的病人定义为"临床治愈"，这并不代表只要活过了 5 年，就终生治愈或者不再患癌了，只是代表你再复发的概率很小。从临床的角度来看，一般手术后超过 2 年没有复发，那么活到 5 年的概率就相当大了；如果超过 5 年没有复发，那么活一辈子的概率就很大了。所以我经常会拿这个概念来激励病人，让他们像闯关一样地勇敢前行，迎接新生。

经常会有来门诊复查的病人，明明手术后已经七八年了，而且这次已经做完了所有检查，但还是要找我看一眼。其实他自己也知道挂我的号也不会解决任何问题，但是他就是想听我亲口说一句："挺好！没事！明年见！"然后得意地说一句："嗬！我等的就是您这句话！"

5 年生存率这样定义是为了方便我们介绍一个肿瘤不同分期的预后。

拿肺癌的 5 年生存率举例：

Ⅰ 期：85%—90%

Ⅱ 期：50%—70%

Ⅲ 期：20%—25%

Ⅳ 期：< 5%

这样就一目了然了，我们根据病人的病理和临床特征将它们分为四类，从而给病人和家属一个大致的预期。这并不是一种算命，告诉你多少年你就一定能活多少年；而是告诉你，大概 100 个和你一样的病人当中，有多少人能够长期活下去。这样的话，大家就可以有一个相对明确和科学的预期，根据这个预期来决定后续的治疗安排和人生计划。

举个现实一点的例子，我一定会建议Ⅳ期病人的家属潜移默化地和病人透露这个病有些麻烦，给病人进行生前预嘱的机会，免得产生遗憾，也一定会建议Ⅰ期的病人好好去奋斗自己的人生，不要因为一场疾病就一蹶不振。这都是数据带给我们的预期。治疗的病人多了，我当然也碰到过明明确诊晚期的病人10年甚至更久都仍然活得很好，这就是所谓的"尽人事，听天命"，劫后重生的每一天，他都感觉是生命的馈赠。

5年生存率，让我们更懂得如何去规划生活，但它只是概率，换句话说，只是一种"命数"，命数并不是一成不变的，人的行为也一样会产生影响，例如"吃好"这件事，也许就是逆天改命的关键步骤。

04. 癌症到底能不能治愈?

什么叫作治愈？用最难听的话说，就是没有因为肿瘤而去世，应该是"治愈"的最好解读了。

目前国内外的疾病死亡排名第一位的就是心脑血管意外，例如，心肌梗死、脑梗死（中风、脑出血等），我们都很好理解，因为常年的高血压、糖尿病、高血脂等疾病所导致的血管狭窄，直到有一天血管老化到了一定程度，就让人"寿终正寝了"。既然这个我们都可以接受，那为什么不能接受癌症呢？癌症其实也是我们人体的器官和组织逐渐衰老，染色体经过成千上万次的复制，终于出现了分裂的错误，导致异常的细胞长出来，身体又不能及时地抵抗。唯一不同的是，高血压、糖尿病这些良性疾病是我们看得到的，逐渐发展的，我们似乎更能够去预测；而癌症行踪飘忽不定，我们用目前的手段还不能像检测血压和血糖一样去检测它们的动向，所以才会有一种恐慌的感觉。这就好像看枪战片死了成千上万人我们都不会感到害怕，但是看盗墓题材的影片，总会让人觉得十分惊悚。正是因为，这种恐惧来源于未知。

癌症当然能够治愈。相当一部分病人的肿瘤只是生命当中的过客，也有相当一部分肿瘤可以与病人长期共存，成为一种像高血压、糖尿病一样的慢性疾病，从"与癌斗争"转变成了"与癌共存"。很多人是不相信癌症能治愈的，特别是上一代人，他们见过太多癌症病人的离去，所以"癌症"这两个字对他们的冲击感太强。从我们科室的数据来看，肺癌病人的 5 年以上生存概率早就超过了50%，乳腺癌、甲状腺癌科室的治愈率更高，甚至 10 年生存率都在 90% 以上。但你有没有想过，为什么喊"癌症不能治愈"的人，还是远多于相信"癌症可以治愈"的？

这源于对未知疾病的一种病耻感，以及对于生命中未知命数的谨小慎微。如果一个人得了癌症，3 个月人就没了，作为家属一定会哭诉，会高喊，这是一种对生命逝去的无奈，所以这种发声是自然而然的，也会获得他人的关心和共情。但是一个人如果得了癌症，2 年了都没有复发，他会怎么做呢？相信我，他大概率什么都不会做，什么也不会说。很少有人会公开发一条微博说："我治愈了癌症！癌症一点也不可怕！"这是反人性的，这就好比考试之后，很少有人会高喊："这考试也太简单了，我一道题都不会错。"

考试后过过嘴瘾也没什么，即使最终被打了脸也不会影响什么；但是在生命上面，大多数人还是保持了足够的谨慎，我们当中的大多数还是会相信冥冥中有一种规则，凡人不要僭越和妄自尊大。因此在生命有关的话题上，中国人的说话行事风格都是谨慎的、克制的。谁也不想高喊一句"我治愈了癌症"惊动遥远的天人降下惩罚，尽管这从科学的角度来说毫无根据。像我们之前探讨过的，对于绝望的人来说，迷信有时是一种牵绊，但也同样是一种力量，可以帮他面对死亡到来的恐惧。

更何况，得癌症在很多人心目中也未必是一件好的事情。我前阵子下乡去农村调研，发现有一处空宅子，边上尽是杂草，在村里其他修葺整洁、精神面貌饱满的两层小楼衬托下显得格格不入。我便问村民，这宅子是哪家住的，为何如此破败。村民小声嘀咕道，这家有人得了那个病，一家人就都搬走了，觉得不吉利。村民听说之后也离那里远远的，慢慢这宅子就成了个鬼宅。

所以，一个人患癌后 2 年、5 年、10 年都没有复发，他不会拿着扩音器高喊"我战胜了癌症"这种话，向上怕惊动天人，向下怕被他人嫌弃。如何帮助中国人抛弃对癌症的病耻感是一个非常漫长的过程，但以上的推论试图解释了，为何喊"癌症不可治愈"的人永远占着上风。

要让病人相信癌症能够治愈的前提条件是，家属首先要相信，这是科学，而不是在忽悠。只有家属淡定地生活，而不是每天紧绷着，病人在察言观色之后才会慢慢放松，哦，原来我的孩子不是在骗我，我真的能活下去，那我更不能放弃自己了，我要努力活着，我还能帮他们带小宝宝呢！

记得多年以前，杨跃主任在意大利国家癌症中心访问时，参观了他们的一家医院，他们的墙上挂着很多人的肖像，都面带微笑。他本以为是他们的医院领导和政府官员，再一问，发现都是癌症治疗10年以上的病人本人贡献的，他感到非常震撼。的确，对于癌症病人来说，再没有什么比那些成功的病人开心的笑容更有振奋人心的力量了！

信心，是我们能给病人最好的礼物。

第二章

手术前后，
医生没告诉你的那些事

第一节　手术前吃这些，给你的免疫力加满油

在门诊，来了一位老年病人，他的脸上棱角分明，喉结十分突出，若不是皮肤的颜色与骨头不同，我甚至会认为他的手只剩下骨头。他被确诊为食管癌，分期看起来也非常早，治愈的概率非常高，但是老人的情况明显和疾病的分期不匹配，因为这样早的分期通常不会导致恶液质，也就是体重急剧下降、低蛋白情况等。我询问了老人的情况才发现，原本就不胖，发现这个毛病之后又吓到了，茶饭不思，几个礼拜就又瘦了 30 斤。我建议老人做手术，家属听了我的分析之后非常高兴，立马问我今天能不能住院。我说不行，至少要 2 周。

家属听了之后，立马脸就耷拉下来，有些不高兴的样子。"这么久，病情该发展了吧，我们怕它（肿瘤）跑了……我们同乡的那个同时发现的，已经在别的医院住上院，明天就准备开刀了……"言语中甚至还流露出一种抗争，就是如果你不收我们，我们就去其

他医生那里治。

我当然能够理解他们的疑虑，但为什么要等 2 周呢？短时间内瘦了 30 斤，现在做手术才要命呢！

很多医生看到一个能做手术的病人，特别是早期的病人，恨不得赶紧把病人按到病房去，抓紧在病人还没有了解到这个领域谁是最牛的专家之前，赶紧把手术给做了。手术多，自己的成长就会多，各方面的回报也会多。没有外科大夫会嫌要手术的病人多的，即便再知名的外科专家，听说哪个病人跑到其他医生那里去手术了，心里都会有些别扭。

对于手术指征，我有分寸，不乱来。这个病人瘦了 30 斤，这意味着什么呢？首先这个病人目前的免疫状态是不健全的，在人体分解代谢旺盛的时候，蛋白质会优先合成组成人体基本骨肉的原材料，那么人体的一些高级需求，例如，抵抗炎症反应的免疫球蛋白，让人体体态健美的肌肉里面的蛋白质，甚至是传宗接代需要的"弹药"都会出现"库存"紧张的状况。

科学家们做了一项研究，把身体处于重度营养不良状态下的病人（3 个月内体重下降 10% 以上）分为两组，一组直接做手术，另一组先输注营养一段时间后再进行手术，结果显示，进行营养补充的病人，手术前后的并发症降低了 33%，感染的发生率降低了 22%。

食管癌的手术，需要把病变的食管大部分切除，并且把胃提到胸腔来进行吻合（切断一段管状脏器，再把两端接上的手术叫做吻合），大概有 10% 的概率会出现接上之后没有完全接上，消化液从洞口流出来的并发症，临床上叫作"瘘"，也就是消化液漏了！消化液会从这个瘘的孔洞里面，流到胸腔里面去。

什么样的病人更容易出现瘘呢？正是这些营养不良的病人。因为我们用针线把食管和胃缝在一起只是一个开始，并不代表成功。我们用线作为一个桥梁，目的是让两端的食管和胃黏膜向中间生长、爬行、对接，直到两端完完全全地长在一起，才算彻底的成功（见图 2-1）。

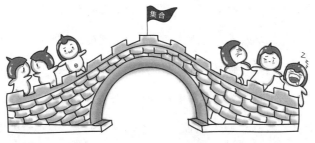

图 2-1　食管黏膜的生长模式

刚刚我们说过，严重营养不良的病人，一方面是局部的炎症反应没有充分的免疫球蛋白来清除，会导致感染的发生，让对接口无法生长；另一方面，人体在这个时候没法生产这些对维持基本生命"不重要"的白蛋白，导致这些"桥梁"因为没有"水泥"的支撑，很难愈合。

手术是破坏性的，因此在手术结束之后，几乎所有病人的白蛋白都会出现不同程度的降低。但只要在正常值以上，基本就能够保证病人的生理需求，可如果手术前的储备就很少，那手术后剩余的白蛋白就更少了。因此对于体重快速下降的病人来说，通过一段时间的高蛋白、高热量饮食为手术准备加油，才能让手术的过程更平稳、更安全。我们做手术的目的，不是为了手术而手术，而是为了能够康复，更能够长期地活着。

后来的故事，完美之中还有一丝悲伤。完美的是，这个病人在2周的时间内胖了四五斤，这说明人体总体的状态在往积极的方向发展。之后我们给病人做了手术，手术出乎意料地成功，病人很快就拔管吃东西，出院了。悲伤的是，家属临走的时候告诉我，那个同乡的病人，现在还在住院，发烧，引流管里流着脓。

并不是只要做营养支持就一定不会出现瘘，这是我们为了减少瘘的概率而进行的努力。所以也不用想当然地认为，人家做手术不顺利，就一定是因为营养不够的缘故，毕竟手术的环节错综复杂，任何不完美都是正常的。所以，我不催病人手术，也不会因为病人催我就按照病人的节奏走，我会按部就班来。在手术之前，病人一定要想尽一切办法，把身体调整到最佳状态，给免疫力加满油，用最充分的准备去迎接手术，争取最好的结果。

这也是目前的 ERAS 理念。加速康复指的是我们用一些方法来减少病人的住院时间、减少病人不必要的治疗，从而减少病人的医疗费用。例如，以前认为引流管要一周才能拔，现在我们通过丰富的经验和充分的证据发现，有些引流管我们两三天就可以拔掉，没有必要让病人遭罪那么久。

加速康复并不是早点"轰"病人出院，而是要在各个环节上让病人的创伤更快修复，营养，就是当中重要的一个环节。当然，这一切也都遵循"哪里不足补哪里"的原则，如果病人压根就没有营养不良，为了补营养而胡吃海塞也是不对的。

补充营养很简单，就是好好吃饭。如果病人正常饮食的情况下，体重仍然不断往下掉，这个时候就需要一些"药"的介入了。所谓药，正是医用的营养补剂。科学家发现，营养补剂除了在能量上有保证之外（后文会对吃不下饭补充营养的情况做更详细的叙述），如果在手术前后的营养液里面添加一些成分，例如 ω-3 多不饱和脂肪酸、精氨酸和谷氨酰胺，改造成"免疫增强型"肠内营养液的话，对于减少术后的感染和并发症有很大的帮助。

谷氨酰胺：能够防止长期不进食情况下的肠黏膜萎缩，保持肠黏膜的屏障完整，让肠道内的细菌不能在有炎症的时候进入血管。

ω-3 多不饱和脂肪酸：它是我们所谓的深海鱼油最喜欢标榜的成分。它的作用非常强大，简单来说，它像一剂润滑油，涂抹在我们的血管和组织液当中。当手术开始后，人体的炎症反应会非常重，所有的细胞似乎都在报警说，大事不好啦！快戒备！这种戒备虽然是好的，也能够让人体紧张起来不要懒惰，但是过度的炎症反应对于人体自身也是一种损害。这个时候，ω-3 多不饱和脂肪酸可以让我们的炎症反应更温和一些。它既能发挥作用，又不会产生过多的不良影响。

但是这并不是说，我们手术前使劲喝深海鱼油、吃深海鱼就能抵抗炎症了。这些东西虽然都能发挥作用，但是本质上，营养本身发挥的作用才是基石，这些只是锦上添花而已。手术之前，最好由医生对你进行营养评估，看看你是否属于营养不良。如果营养良好，那么手术前保持积极乐观的心态，好好吃饭就可以了。别因为担心害怕癌症，从而茶饭不思，体重骤减。如果手术前重度营养不良需要营养支持，能经口进食的话，多吃一点饭是再好不过的了。

在营养液方面，如果没有明确的肝肾衰竭，可以用一些免疫加强型的营养液（如"瑞能"等）来口服。如果是食道癌或者存在消化道梗阻，根本无法进食的病人，可以用静脉的输液来增强营养。当然，我们后面还会详细论述，只要能吃得下去，就不要输液。

也建议病人在手术前多吃蔬菜和水果。水果中富含大量维生素C，可以在一定程度上降低毛细血管的通透性，减少手术的出血，促进组织再生及伤口愈合，减少感染的发生。当年哥伦布的水手之所以在海上得坏血病，并不是他们认为的"侵犯了海神"，而是因为缺乏维生素C，而吃水果就可以很轻松地减少这种疾病的发生。

另外，绿叶蔬菜当中含有大量的维生素K，它也参与了人体的凝血过程，适当地补充也能够帮助人体促进凝血。此外，B族维生素缺乏时，会引起代谢障碍，伤口愈合和耐力均会受到影响。维生素A可促进组织再生，加速伤口愈合。

但是这些都只是科学的建议，实际上，我们不可能在手术前像点菜一样，说医生给我来一盘维生素A，再来三两维生素K。即使你吃一吨蔬菜，假设你忘记停服阿司匹林，又或者是血管没有结扎牢靠，出血也一样会发生。蔬菜水果是为了让你保持维生素均衡，正常排便，合理作息，同时也能平衡高蛋白饮食带来的身体负担——用咱们中国人老话说，就是"去火"。相信通过一段时间的营养补充，病人的体重降低的趋势终于被遏制了，也许还稍微胖了 2 斤，这就是最适合手术的状态。我们从来不需要病人恢复到多少体重才能手术，而是用体重大致衡量、判断病人的免疫力状态。

免疫力不是一朝一夕通过吃就可以吃好的，需要调整心态、健康饮食、积极运动，才能真正地给它加满油，让病人能够用最好的状态来面对人生中这一道严峻的关卡。

第二节　明天上手术台，今天怎么吃

手术对大多数人来说都是一件有仪式感的事情，甚至接受一次全身麻醉本身的仪式感会大于手术本身（如无痛胃镜）。睡下去之后能不能醒来？睡之后会不会人醒了手术还没做完？这些问题似乎都会在手术前的一天使人担忧。这就像飞机起飞前，即便是从数据上理解了飞行事故的发生率远低于铁路和高速公路，乘客还是会祈祷平安。因此我多次碰到手术前一天，病人"出去吃顿好的"，甚至还有些病人希望在手术前宴请自己的主刀医生（我可太反对这种行为了）。

这种选择既带有一股悲情的底色，即"吃顿好的，早点上路"，也有着积极一面的思考——手术后很多天都不能好好吃饭了，吃多点给免疫能力加加油。但是过于油腻和丰富的饮食很可能会给手术带来一些麻烦。所以在手术前一天，"仪式感"可以有，但是吃什么很重要。

手术前一天，要尽量清淡饮食，以吃好消化的流食或半流食为主。因为手术当中由于麻醉的作用，人体的肠道会处于暂时"休眠"的状态，手术后两三天才会慢慢重新启动，这几天会出现不排气、不排便的现象。所以我们希望肠道里尽可能地干净一些，少一些"存货"，否则人体会因为排便不畅出现腹胀、腹痛的症状。当然，也不必因为担心肠道里有货，就好几天不吃饭。除了消化肠道手术对于肠道内的清洁有要求之外，绝大多数手术都不需要排空肠道。

你可以吃一些八宝粥、小米粥、清汤面、蔬菜、水果、少量肉等，如果病人胃口不好，或者心情紧张焦虑的话，可以混入一些海参、鸡肉来提味。病人因为过于紧张就不吃饭也是万万不可的，这样有可能导致病人在手术当天出现低血糖等症状，影响手术的成功进行。因此，在饮食的总量上以吃七成饱为宜。

另外，晚上也不能吃得太晚了。我们为什么需要病人在手术前一天晚上 10 点之后不吃饭不喝水呢？这主要是麻醉的需要。麻醉是一项相对安全的技术，能让病人在手术当中没有任何痛苦，睡一觉手术就做好了。但是麻醉也存在着风险，麻醉的过程非常像飞机起飞的过程，其实在飞行途中都没有太多问题，但是起飞和降落却是危机四伏的。

在病人睡觉和苏醒的时候，都会出现意识和行动不协调的情况。简单地说，就是要么意识醒了，但是肌肉还没有力量，要么就是肌肉开始随意活动了，但是意识还不能控制肌肉。无论出现哪一种情况，都可能会给我们带来麻烦。

最可怕的事情就是病人开始出现呕吐反应，但是自己又不会关闭声门（气道的入口），这个时候食物就会从食管被呕吐出来，然后立马就从隔壁的声门进入气道里。正常情况下如果碰到气管呛进了东西人会怎么做呢？会咳嗽，对不对？但是麻醉的人却不会咳嗽了，所以食物以及强酸的胃液就积存在肺里，会造成气管和肺泡严重腐蚀，导致严重的肺部炎症和肺部感染，这才是最要命的。

因此，我们希望病人手术前禁食，就是担心食物反流，只要胃里没有食物就吐不出东西来，手术的"起飞"和"降落"就安全得多。

肠道手术，特别是大肠手术的病人，手术前可能就得稍微饿一饿了。无论是在胃里还是在小肠这些上消化道器官中，在手术当中如果用手术刀打开这些器官就会发现，虽然里面会有一些食物的残渣，但肉眼看上去只是一种黄绿色的浑浊液体，像青色的菜汤，又像菠菜汁搅的面糊。但如果你有幸参与过结肠梗阻的急诊，你就知道里面的便便会给手术医生和护士带来多大的阴影面积。还没切开结肠，鼓胀得像气球一样的结肠里的便便的气味就已经从薄如丝衣的肠壁渗出来，打开肠管的瞬间，整个手术室连同走廊都会"十里飘香"，从这画面你就能感受到病人在手术前所遭受的痛苦。

虽然气味令人作呕，但是我们作为医生还是会硬着头皮做，这个问题并不是很大，毕竟我们还有职业精神支撑着。但问题是，这些便便是很脏的，在这个地方做肠管的切除和肠管的吻合，失败率非常高。试想一下，如果你把无菌的手术伤口，泡在一坛便便里，它能愈合吗？所以大肠手术需要病人肠道尽可能地清洁。在过去，我们不但要病人手术一周前开始吃流食，更需要让病人在手术前3天禁食，并且口服一些抗生素，就是为了使大肠局部干净。但是现在有了很好的泻药，只需要病人在手术前一天禁食，并且口服泻药，必要的时候再辅助清洁灌肠的手段，直到排清水便才算满意。这些操作各个医院都有，只要听医生和护士的嘱咐就好了。

第三节　要做手术，平时吃的药还吃不吃

在我十多年的行医生涯中，至少遇到过十几次手术前因为用药问题无奈暂停手术的。对于医生来说，暂停手术意味着今天可以少做一台，甚至可以早下班，尽管之后重新安排手术有些繁琐的程序要走，但算不得什么大事。但对于病人和家庭来说，暂停手术却实在是一件令人沮丧的事情。我脚上曾经有颗痣，要做个小手术切除它，就这么一个小手术都让我有些焦虑，就可以想象一次全麻手术前病人的焦虑了。病人会焦虑得彻夜难眠，思考如果手术失败，生活和家庭会发生怎样的改变，甚至思考自己醒不过来会怎样。当病人终于停止思考准备接受命运的安排时，被告知出现了一个小问题，手术要暂停了，这一刻的心情应当是相当复杂的。关键是，手术仍会进行，只是要再次经历几个难熬的夜晚。

我当然希望这样的小事故越少越好，因为这本是沟通就可以解决的。

阿司匹林

早上住院医生无奈地说要停掉一台本来安排好的手术，他来找我承认错误。

"王老师啊，不好意思，当时问病史的时候病人没说他在吃阿司匹林，我早上刚从病人床头看见……"我看了看，不是阿司匹林，是泰嘉，另一种抗血小板的药物。

我考了考他："你知道阿司匹林和泰嘉这些药要怎么停么？"

他低着头说："知道啊，一般至少得停3—5天，咱们常规停1周以上。"

我继续考他："那你知道什么样的手术要停阿司匹林，什么样的手术不用停吗？"

他愣住了，说了句："不是都停吗？"

我笑着告诉他，今天要做的手术是一台颈部淋巴结的活检术，手术很小。根据国际目前的指南，小手术如果评估出血风险不高的话，是不需要停服阿司匹林的。只有大手术、出血风险高的手术，才必须要停阿司匹林。

小伙子笑了笑，虽然没停是没错的，但失误确实是失误，他和病人又解释了一下，手术仍然照常安排。

阿司匹林到底停不停、怎么停，这个问题是有国内外的指南和共识的。美国和欧洲有两个相似但又完全相同的版本，我们自己也有更适合国人体制和医疗现状的常规操作。在中国的医生看来，西方的医生心很大，他们似乎从来不担心发生问题之后的诉讼问题，不像中国医生这样谨小慎微。事实上，美国的医生更懂得帮助保险公司省钱，在合理的范围内少做检查少开药，才会在行业内有更好的名声。

虽然停阿司匹林对预防手术失败是有帮助的，但是阿司匹林的作用是什么？是抗血小板，减少心脑血管栓塞事件发生。因此，不能为了做手术就顾头不顾脚。人是一个整体，我们治病的目的是为了让病人能活，而且能活得更好。所以医生的左脑是病人的身体情况，右脑是病人的肿瘤情况。既能治病，又要保命，这才是做医生的需要不停地去平衡的事情。

虽然说指南建议小手术可以不停服阿司匹林，大手术要看情况，但中国大多数的病人服用阿司匹林过于随意，没有任何部位的血管狭窄，没有任何必要的适应证，就可以把阿司匹林当做一项必备良药。对于这样的病人，停掉是有必要的。

吃阿司匹林的病人在手术中是什么样的呢？虽然没有大血管的出血，但是从切开皮肤开始，所有的地方都在不停地渗血，而且还很难止血，像雨点子打在车窗上的感觉，虽然很小，但是密密麻麻地让你的视野一片模糊，所以你要不停用雨刮器去擦拭。视野对外科大夫是最重要的，视野不清楚，大夫也只能一边擦血一边手术，手术时间不得不拉得很长。

长期口服阿司匹林的病人，可以到自己的心内科医生那里问清楚能不能停。如果短期内还有心绞痛的发作，冠脉存在狭窄，那么需要和主刀医生说明确，手术并不是不能做，但是手术前后的监护都要加强，甚至手术后医生还会建议您尽快吃回阿司匹林，来防止术后发生急性心肌梗死。

高血压药

有时候人老实起来也让人哭笑不得。那天我正准备去做手术，看到一位病人在和住院医师争执着什么，原来是预计早上做第一台手术的病人因为血压高又被推回来了，说是要等血压先降一降，下午再做。

住院医师告诉我，病人家属问他早上是不是不能吃东西，他告诉家属病人不仅不能吃也不能喝，结果就少说了一句话，让这位听话的老爷子惹了麻烦了。老爷子一上手术台胳膊就开始"蹭蹭"地哆嗦，血压直接升到了200多，这可太吓人了，于是麻醉师赶紧给他送了回来。这位住院医师省了的那句话是："别忘了早上的血压药就一小口水吃了啊！"这句话其实也有人说，是护士和他说的，但是这位老爷子心里想，我一定要听医生的话，结果早上的药就没吃。我好好安慰了一下老爷子，这确实是个误会，而且也没有关系，过会儿再手术就是了。血压药是手术前最重要的药物，以前早上怎么吃的药，现在还要怎么吃，因为降血压药是口服药，比较温和，如果用其他药物快速地降压可能会导致脑供血不足或者出现脑梗死等问题。

何况，别说一般的病人做手术紧张了，就我这样一位医生生病的时候，要做个检查我还心里敲鼓呢！就想：不会出什么事吧？不会有什么并发症吧？病人躺在手术台上，被扒光了衣服，边上走来走去的人也不和他唠嗑，马上就要不省人事了，焦虑和害怕都是再正常不过的反应。很多人平时血压也就稍微高一些，但是到了手术台上，可能就高得离谱了，于是影响了手术的麻醉。有人会说，麻醉医生难道不能通过麻药降压么？当然可以，他们想把血压降多低就可以有多低。但是麻醉最怕的是血压的迅速波动，一会儿200多，一会儿60多，这种过山车式的血压最容易造成脑血管炸掉或者脑血管缺血。对于麻醉医生来说，给没有控制好血压的病人进行手术，不亚于在风暴天气控制飞机起飞——可以，但是没有必要。

吃降压药也有讲究，有些降压药可要尽早停或者更换，那就是"降压零号"。"降压零号"里面有一种成分叫作利血平，这个东西虽然也是降压的神器，但是降压的效果非常持久，从人体当中排泄出去的速度也慢，所以在手术前至少要停2周以上，不然手术中持续的低血压，是很棘手的事情。

降糖药

降糖药分为两种，口服药以及皮下注射的胰岛素。曾经很多病人来问我降糖药手术前怎么吃。在降糖治疗当中，想必朋友们都知道一句名言——十年的高血糖，都不如一次低血糖来得危险。

在手术当天一般要求不吃不喝，但是下午手术的，上午医生会输入一些葡萄糖来让病人不觉得口渴，也稍微缓解一些饥饿。但是如果病人早上吃了降糖药，补充的葡萄糖又不够，很可能就会出现低血糖的症状，例如，手麻、大汗、头晕等，这是很危险的事情。

那么皮下注射胰岛素的病人又该怎么办呢？一般注射的胰岛素都是中长效的混合胰岛素，因为没有人喜欢天天往自己肚皮上扎三四针。但是如果血糖控制得非常不好，血糖超过了外科康复能忍耐的限度的话，在手术前医生会帮忙调整成三餐前和睡前胰岛素，这样控制血糖更稳定，更有利于手术后伤口和内部组织的愈合，减少感染的发生。

有人说，既然担心低血糖，那我高点就高点吧，不管那么多了可以不可以？我有一次路过病房，看见一位老太太在抱着西瓜啃，当时正是三伏天，我看她啃得那叫一个香啊，满嘴都是西瓜子，两边床上的女病人也是口水直流。她就是因为血糖高，很多医院不收她才来我们这里就诊的，经过一段时间血糖的控制，终于能手术了。

于是我赶紧走过去说："您不是过两天就要做手术了吗？怎么西瓜吃这么狠，不怕血糖高啊？"老太太给我拿了一块："王大夫您吃，我这不是嘴馋了嘛，说做手术以后都吃不着了，我这抓紧再吃两口。"我哪敢要她的西瓜，让护士给测了个血糖，26.4！吓得我赶紧给她打胰岛素降血糖。

这个病人也给我们带来了不小的麻烦，她术前血糖一直偏高，稍微控制好一些之后，我们给她做了食管的手术，但是术后她的病情也确实颇为不顺利，虽然吻合口并没有出问题，但是伤口还是发生了感染，伤口裂开了。好在老太太非常配合我们，经过一段时间的换药，3周后顺利出院了。

对于外科手术而言，我们建议糖尿病病人在手术前把血糖控制在空腹 8mmol/L 以内，餐后 10mmol/L 以内，这对于手术而言是比较安全的。所以如果离这个范围还比较远，建议在等待手术的过程中，先到内分泌科把血糖好好调整一下，甚至短期先用胰岛素控制都可以。

一定要把准备工作做充分，手术的质量和安全才能有保证。

抗凝药

抗凝药（例如华法令等）和抗血小板药并不是一个作用原理，它的作用是为了防血栓。如果说抗血小板药主要是预防动脉硬化和动脉狭窄，那么抗凝药更主要的是预防静脉的血栓和心脏内的血栓。很多下肢静脉血栓的病人和心脏换过瓣膜的病人会长期口服抗凝药，那么这些病人并不是不能做手术，而是要在术前停用华法令 1 周的时间。但是最好是住院之后再停，因为停药之后需要用低分子肝素抗凝来替代。朋友们可以理解为，停了一个长效的，换了一个短效的，目的就是让手术当中不出血的同时又不影响抗凝效果。

具体有哪些药物需要在手术当天的早晨口服？给大家列举一下，常见的有：抗心律失常药物，如心律平、异搏定、倍他乐克等；抗心绞痛药物，如硝酸甘油、消心痛、心痛定等，手术当天的早晨都别忘了吃。但是洋地黄类的药物，手术当天的早晨可别再吃了，如地高辛、西地兰等。

最简单的做法就是把复杂的药物都给主管医生看看，他会根据情况来判断哪些能吃哪些不能吃。

黄体酮

如临近月经期的女病人，要及时向主管医生交代自己的末次月经时间、月经的天数等，如果月经期刚好在手术前后，应尽量避免服药，或者提前注射黄体酮来推迟月经到手术后。

中成药

很多病人吃药都不是论"颗"，也不是论"种"，而是论"把"，对于病人来说，药是花钱买的，怎么也要吃完，无论是大夫开的、自己买的、孩子送的、街坊推荐的，一样都不会落下。有提高免疫力的、增强心肌活力的、加强睡眠的、补充微量元素的、补肾的，应有尽有。大部分药都含淀粉，所以病人吃下几把药，理论上是能吃饱的。

我在上海市 2022 年 4 月份的疫情暴发期间曾经公开过一段时间的个人工作微信，希望能帮助大家配药，一不小心就被扩散了，加了 3000 多人的微信。虽然能帮助到一些人让我感到快乐，但这件事也常常让我郁结：大家都在吃些什么奇奇怪怪的东西啊？！而且有些病人在疫情最重的时候，不惜冒着感染和传播的风险也要出来配。

我很想奉劝大家，不是所有的药都是宝贝。手术当天最好不要吃任何中药、中成药，就算要吃，也等手术后再说。手术前最不缺的就是这些成分不明确的产品。除此之外，一些中药对肝肾的负担很大，在手术前服用中药，也可能影响麻醉药物的代谢。这就和手术前不让病人喝酒是一个道理。有些已经麻醉好的病人对疼痛反应很敏感，刀一划血压就上去。麻醉医生也很奇怪，明明药已经给得很足了，病人反应怎么还那么重？通常，这个人会有酗酒的问题。长期喝大酒的人，肝脏代谢酒精的能力就相对更强，无论是本身就强，还是被训练出来的，他们代谢麻醉药物的能力也会非常强，所以麻醉药物刚进去很快就被代谢干净，自然病人会对麻药的作用不敏感。中药是另一个问题，它很可能会抢占肝脏的代谢能力，让肝脏只有一部分去代谢麻醉药物，这样就会导致麻醉药物代谢的时间延长，病人会在手术结束本该苏醒的时候迟迟不醒，或者醒来之后意识和肌肉力量恢复不达标。

第四节　划重点：刚刚手术完，病人应该怎么吃

这一节，最节省时间的阅读方法是对号入座，看看自己家的病人应该如何在手术后进行饮食。我会举几个疾病的例子，有消化道手术，有非消化道手术，重要的是理解饮食的原则和理念。

01. 肺癌：拒绝油腻

我是一个专门搞肺癌的，所以肺手术是我最擅长的。一般情况下，肺癌手术是不会动消化道的，所以它对消化道造成的影响不大。在顺利的情况下，理论上，手术后第一天就可以正常进食。但是还有一些细节，您可能并不清楚。

有一天，我跟着主任查房，碰到一个术后发生乳糜漏的病人，也就是引流管引流瓶里都是乳白色的浑浊液体。病人的太太非常焦虑。虽然这不是我管的病人，但是我知道，病人手术后曾经发生过

一次乳糜漏，禁食了一段时间好了，本来准备明天出院的，可现在又开始了。

"哎呦，我们哪里吃什么了呀，就是吃的饭呀，这可怎么好哟……"

主任问："吃了什么？说说看。"

"就吃米饭呀，青菜呀，喝点鱼汤呀……"

"喝点什么？"

"鱼汤呀……鱼肉可一点点都没敢让他吃！"

"鱼汤……那我知道了，继续禁食吧。"

我没忍住，临走和她说了句，大概要1周。

"啊？怎么还要1周啦？！"

我摇摇头说："不是我说要1周，而是他需要1周。"

1周后，那位家属笑着跑过来找我说："你真的是神嘞，你说1周，一天都不多，一天都不少的！经验丰富嘞！"

我笑笑，不是经验，全是教训。

手术刚结束的1周内，这个时候最需要做的就是忌油腻！忌油腻！忌油腻！重要的事情说三遍。

为什么要忌油腻呢？这主要是和手术相关。在手术当中，外科医生会进行纵隔及肺门的淋巴结清扫工作，简单来说，就是把肿瘤转移途径当中可能出现的淋巴结区域全部肃清。这种清扫是没有目标的，不是看到什么像是转移就清扫，而是把所有可能的淋巴结区域全部扫掉，这才是最规范的操作。淋巴结清扫的目的就是要把可能转移的病灶全部清除，换句话说，如果肺癌已经出现了淋巴结转移，但是你遗留了一个已经转移的淋巴结在体内，虽然手术把肿瘤切干净了，很快转移到淋巴结的肿瘤就会死灰复燃，也就是出现我们所谓的"复发"。淋巴结清扫虽然是最规范的操作，但是也存在着一些并发的副作用——淋巴结的创面会往外渗出淋巴液，这是因为那些细小的淋巴管是没法用夹子夹闭的，只能在手术之后自行闭合。在这个过程当中，如果吃大量油腻的食物，比如鸡汤、肥肉等，这些油就会把刚刚闭合的淋巴管冲开，使得淋巴液从这些淋巴管里面渗出到胸腔里，从而出现大量的乳白色的胸腔积液，我们在临床上叫作"乳糜液"（见图2-2）。

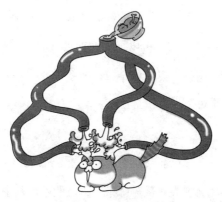

图 2-2　淋巴液的渗漏

　　所以为了减少术后的引流，尽快拔出引流管，外科医生一般都会建议你不要吃油腻的东西。你吃水煮的肉没问题，但是不要加太多油；吃鱼肉可以，但不要喝鱼汤，汤里面的油实在太多，毕竟它是能让宝妈下奶的东西。等过了三五天，淋巴管彻底封闭之后，你可以酌情吃一些正常的炒菜，如果还没有问题，那么以后也应该没有问题了。

有的朋友也许会问，我家老人也做过肺癌的手术啊，我们怎么就没听说有这个讲究，也都没出什么问题呢？两个原因，一个是因为淋巴管的愈合，人与人之间差别很大，如果淋巴管的断面在手术当中被烧灼得比较彻底，就算吃油腻的食物也不会有什么问题。第二个原因更重要，那就是每个人淋巴结清扫的程度不一样，有些早期的病人并不需要非常彻底地清扫，而可疑淋巴结转移的病人，就必须要彻底地清扫。

肺癌手术不损伤消化道，没有太多消化道禁忌，所以术后可以正常吃饭。理论上可以先吃一些好消化的食物，比如粥、面等，下地活动、正常排气之后，可以逐渐增加进食的种类和进食的总量，不需要每天吃粥喝稀饭。也就是说，肺癌手术后的病人，除了稍微清淡一些，几乎可以做到正常饮食。

术后 1 个月，你可能会遇到两个问题：气短和咳嗽。

毕竟手术后会损失一部分肺组织，虽然术后剩余的肺都能逐渐膨胀开来，代替损失的肺组织工作，但是在刚开始的时候，大部分人仍然会有气不太够用的感觉。这时候最需要警惕的就是各种打着"补气"旗号的保健品。补气是一个中医概念，而肺手术并不属于中医的范畴，所以我们可以明确，由于肺手术导致的肺功能降低，并不应当被一些人偷换到中医的"气虚"概念，然后把"补气"的神药卖给你。

我们可以适当用中医对于食欲、睡眠进行一定的调理，从而改善人体的精神状态，但更重要的还是通过自身的锻炼来提高身体素质。美国科研人员的研究表明，在手术后尽早开始进行肺功能的锻炼，如爬楼、蹲起、快步走等能够显著改善病人的肺功能，而吃什么对于肺功能的帮助很小。我记得看过一个美国同事发来的视频，病人上午进行了手术，下午就自己拎着引流瓶在楼道里小跑、蹲起，后面跟着一个护工师傅预防他跌倒。

我可能要说一句不恰当的话，中国人手术后确实"娇气"一些，不是体现在体力上，而是在于一句"三分治，七分养"上，总希望能通过吃补回来。本节开头的病人为什么不听劝非要喝鱼汤？就是因为家人认为不喝汤补补，病怎么可能治得好？尽管医生三令五申不要油腻，家属还是会公然反抗，正是因为"进补"这个观念根深蒂固。少一些吃的讲究，多一些锻炼，把观念修订为"三分治，七分练"才更合理。

手术后第二道坎儿就是咳嗽，这是大多数病人最容易出现的问题。

为什么手术之前不咳嗽，手术之后反而一个劲儿地咳嗽呢？一位病人和我说，她大半夜咳醒了之后，嗓子眼儿就一直痒，一直咳到了天亮。其实术后的咳嗽大部分是气道的结构发生改变导致的。原本空气进入气管，分别进入上下肺，现在只有一个肺了，气管壁就会受到巨大的冲击力，使得你无法克制地咳嗽。

虽然这种咳嗽一般 3 个月内会好，但是这 3 个月内，为了提高生活质量，我建议病人在饮食上要稍微改善一些。在咳嗽方面，我强烈建议采用中医的化痰止咳方法，如含有川贝、枇杷的中药，大多数病人用了之后有一定效果。如果中药效果不明显，也可以搭配使用一些西药，如止咳糖浆、可待因片等，用来降低肺支气管的敏感性，而且短期的服用并不会造成药物依赖和明显的副作用。考虑到产生药物依赖的可能性，不建议长期服用。

02. 结肠癌：听听肠子的声音

"老爸刚做完结肠癌手术，医生就告诉我吃点好消化的，我再多问一句医生就走了。"不少病人这样叹着气吐槽。他们也理解医生的忙碌，但不问就不明白，到底啥叫好消化的，啥叫不好消化的，究竟有没有忌口？

刚做完结肠、直肠手术，吃啥？这首先取决于你做的是什么手术，所以我以下的答案你理解理解，一定不要照搬。例如，你做的是结肠癌切除吻合手术，也就是最常见的手术，那么短期肯定不进食，等过了三四天才能按照医嘱逐渐喝水吃流食。如果你做的是造口手术，那么可能进食的时间会提前，因为不涉及"吻合口"的问题。

其实病人关心的问题大多不是在医院内，而是出了院之后该怎么吃，因为这时候没人能问了，很多人面临的问题是：自己要开始"带孩子"了，怎么"喂孩子"成了一门学问。

其实啊，手术 1 周后，病人会逐渐开始吃流食，吃流食的同时，医生也会适当补充一些能量，直到吃半流食的时候，也就是带米粒的粥、软面条等，就不需要补液了，病人靠这些是可以维持每天基本的生活需求的。但是长此以往，体重减轻是必然的，因为这些半流食的总能量还是差许多。家属需要注意，在手术后的2—4周，可能大部分要以半流食，也就是以软食为主，但是种类可以多种多样。例如，煮得比较烂的馄饨、面条，可以用鸡汤、排骨汤打底，促进病人的食欲，还有类似海参小米粥等，在补充优质蛋白质的同时还能提供很好的其他营养物质。家里人可以在这方面多花花心思，毕竟病人刚刚患癌，还没有从低落中走出来，因此如何用美食调动起他们的胃口，是每个病人家属值得研究的事情。相信我，如果你的某一次尝试成功让他爱上了吃，他甚至会瞬间变得阳光起来。有一位病人家属和我讲，他有一次做了个糖醋鱼，妈妈吃了之后很开心，当晚就去跳广场舞了，说："得癌怎么了？得癌日子也是一天天过，饭也是一口口吃。"

还有位病人术后就是不吃肉，家里人也没办法了，通过"在行app"找到了我，我们在一个咖啡馆里分析了半天，才发现原因在哪儿。这位病人是贵州的，贵州是一个无辣不欢的省份，因此以前吃的肉都类似于小炒肉，有些辣味，术后家里不敢让老人吃辣了，这就导致老人连肉都不碰了。但是老人又不好意思直说，这样显得自己过于挑剔，给孩子增添负担。所以我建议多给老人炖一些排骨汤，多吃里面炖得较烂的肉，最好用新鲜的肉炖到肉质松散，方便消化。鲫鱼汤最适合配的是北豆腐，豆腐吸收鱼的鲜味更充分，入口也有一些嚼头，同时也能补充蛋白质。鸽子汤我个人不太建议，鸽子肉瘦、柴，吃起肉来还是欠点意思，要知道，癌症病人吃饭的目的是要补蛋白质，而不是产奶。

另外我们也要强调一点，虽然术后我们不建议病人吃过于辣的食物，但葱、姜、蒜、辣椒这些并不是忌口的东西，少量服用并无大碍，甚至辣椒、蒜这些食物还有一定的防癌作用，这一点我们在后面还会深入探讨。

肠道不通怎么办？做完肠道手术的病人，有些会容易出现肠道不通的情况，也就是我们说的肠梗阻。表现就四个字：痛，吐，胀，闭。也就是：疼痛，呕吐，腹胀，不排气。

大部分手术后的病人会出现短期病征，后面能自愈的，比如排气少、肚子有点胀等，严重的时候，你甚至不用听诊器就能听到咕噜咕噜的声音。请注意，如果出现这些情况，首先需要由医生排除机械性的梗阻，例如粘连导致的肠梗阻，同时由医生判断是以保守治疗为主，还是需要再次手术。

如果认为可以保守，那说明没有结构性的因素，而更多是由于近期病人活动量减少，饮食不科学造成的，这就需要病人家属反思一下，是不是病人最近吃的东西有点问题了。比如大量吃肉食，蔬菜和粗粮吃得少。这个时候应该增加膳食纤维的摄入量，促进肠道蠕动和排便，多吃香蕉、蜂蜜会是比较好的习惯。另外，有些病人会吃酸枣，甚至连枣核一起吃，这样很容易导致肠梗阻的发生。

如果病人偶尔出现这种肚子胀的情况，先不要慌张，短时间可以先减少一些饮食，多喝点水，恢复流食或者半流食的饮食结构，另外可以喝些蜂蜜水，或者口服一些香油，适当用一些开塞露来促进排便（近期直肠癌手术后病人禁用）。

术后 1 个月以后怎么吃？很简单，正常吃！像健康人一样好好吃饭，注意一下饮食结构，尽量保证每天排便的习惯即可。

03. 胃癌：少吃多餐，细嚼慢咽

胃癌术后的病人，在手术结束的 1 个月内，饮食的方式可以参考结肠癌和直肠癌的做法，但是有些侧重点需要了解。

我的同事有个胃肠科的病人，手术非常顺利，但是手术后病人却因为一件奇怪的事情发生了比较严重的问题。同事讲道，那位病人本来恢复得特别好，都已经准备第二天出院了，结果在出院前一天，多吃了一点东西，吃完之后，在楼道遛弯的时候突然满头大汗，脸色煞白，扶着墙就滑到了地上，好在他们科的护士看到了之后赶紧冲上去把病人扶到了床上，没有摔倒。

当时家属吓坏了，他们的第一反应是，是不是手术出了问题，发生了感染？后来有经验的护士给病人测了个血压，70/40mmHg！这时候，家属才明白病人发生了严重的低血压，导致了一系列症状。那么病人明明吃了很多东西，为什么还会发生低血压呢？这个在胃肠科也是偶尔才能见到的，叫作"倾倒综合征"。

这个名词听起来很难理解，但是请和我一起来想象一下：这个病人做的是全胃切除手术，也就是胃都被切掉了，所以吃的食物没有经过胃的储存，一股脑儿全都"倾倒"进了小肠。这些含糖和含盐量很高的食物，会从人体内拽出多达 1/4 血容量的水，放进肠道内排出，使人体一下子损失 1/4 的水，导致血压一下子就降下来了（见图 2-3）。这个时候血压降低，病人自然就会出现低血压的表现。这种情况还是十分危险的。试想如果这位病人刚刚胡吃海喝了一顿肯德基，然后走在大街上突然晕倒，该是一件多么可怕的事情！

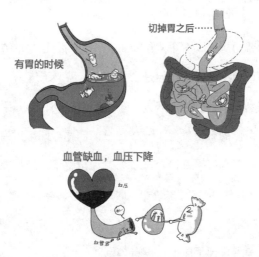

图 2-3　倾倒综合征是如何发生的

所以对于胃癌病人，特别是胃切除了很多的病人，一定要注意"少食多餐"这个原则。有的病人和我抱怨："王大夫，你说我妈妈要少食多餐，可是我也要上班的啊，我不可能一天给她做五六顿饭，你有什么好办法吗？"

当然有！我给我的每位病人的家属都建议过，家里备一个保温桶用来加餐。病人可以早、中、晚三餐和家人一起吃，但是吃的量稍微少一些，然后分别在上午9点、下午3点、晚上9点各加餐一顿。保温桶里的食物可以在前一天晚上做好，可以是混合了菜和肉糜的粥或者燕麦片，也可以是黑芝麻糊这类的食物。吃面包和牛奶也是可以的。总之，以碳水化合物为主就好，这样既能保证一天所需要的能量，还可以降低早、中、晚餐的进食量。一定要知道，不需要在加餐的时候考虑太多营养均衡的问题，维生素和蛋白质可以放在正餐，这样可以降低我们照顾病人的时间成本，提高效率。病人如果在家里恢复得比较好，也可以鼓励他"自己动手，丰衣足食"，毕竟自己做的才更合自己的口味。

对于全胃切除的病人，还有一点非常重要。我岳母的手术和术后恢复都非常顺利，之后她就回江苏休息了。半年后我们去看她，一看，怎么脸色这么差？我看她嘴唇颜色就知道，肯定是贫血了，而且还是重度贫血。

"最近是不是没好好吃东西啊？"我赶紧问她。

她对我说，她觉得自己恢复得还挺好的，就是有时候觉得身子乏，有时候上楼或者走快了，有气不够用的感觉。我让她赶紧去医院查血色素，果然，血红蛋白只有8克，正常人至少要有12克。

丁老师问我："咱们要不要多给她买点阿胶和红枣，补点铁？"这就是搞错了补血的概念。贫血的原因多种多样，最常见的莫过于缺铁性贫血。顾名思义，缺铁会导致贫血，缓慢的失血也会导致贫血，例如子宫肌瘤导致的例假过多也是个非常常见的缘故。原因很简单，因为失血，机体就要造血，但是长期失血就会使原料紧缺，铁又是造血中最缺乏的元素，因此缺铁性贫血就是最常见的结果。就算人为补充效果也不好，人造出来的红细胞个头小，含血红蛋白量低，携氧能力差。

但是，胃切除后的贫血，一方面是因为胃酸分泌的量减少，影响了铁的吸收；另一方面，叶酸和维生素 B12 主要是在胃内吸收的，没有了胃之后，这两样东西的缺乏会造成红细胞发育不良，导致红细胞都是个头很大的"傻大个"，但并不能发挥正常的作用。所以我们需要根据病人的化验结果，看病人到底是缺少什么，从而选择补充的方法。

如果确定是缺铁性的贫血，你需要知道的一个冷知识是，菠菜和红枣的补铁效果大约是动物肝脏的补铁效果的 1/100，作用微乎其微，所以猪肝才是补铁最好的食物。如果确定是缺乏叶酸、维生素 B12 导致的"巨幼红细胞性贫血"，只要补充叶酸和维生素 B12 就行，胃全切术后的病人要持续地补充这两样，并且定期复查血常规、叶酸、维生素 B12、铁蛋白的量等，及时调整。

04. 食管癌：反流少，恢复好

食管癌和胃癌手术一样，都会切除一部分胃组织，所以大部分手术后的注意事项和胃癌一样。在这里，我只提一些特殊的问题供朋友们参考。

大部分手术后的病人会有这样一个疑虑：大夫，我到底做没做手术啊？您没骗我吧？为啥我手术前吃饭觉得噎，手术后更噎了啊？

这是食管癌手术后许多病人常见的反应。这其实都是由于消化道被彻底重建，甚至连胃都在胸腔里，这种结构自然和正常结构的感觉差异很大。另外，吻合口也可能会因人而异地形成一些瘢痕组织，这些瘢痕组织就像是皮肤上的疤一样，很僵硬，会影响食物通过时病人自身的感觉。

食管癌手术之后到底什么时候能喝水吃饭，目前学术界还有争议，有人保守地认为等 1—2 周之后再开始饮水和进食更踏实，也有人建议手术后一两天就开始，甚至刚手术完就吃个馒头。建议更早进食的原因是希望更早一些的口服营养可以使病人营养更好，而希望晚一些进食的原因，是怕病人吃下去的这些东西造成吻合口的感染或者损伤，这有可能产生比较严重的后果。

其实，吻合技术也在不断进步，康复理念也需要与时俱进，听主治医生的就行，它们本质上没有差别。医生让吃了，最开始的时候最好细嚼慢咽，这对吻合口是一种保护。

医生让吃的时候，就没有必要因为担心吻合口而不敢吃，只有你用食物把胃喂饱了，才能给它充分的营养去生长。一般手术后 1—3 个月吻合口就已经十分牢固了，我干到现在，还从来没有碰到病人在这个时候吃撑了，把吻合口吃破的。相反，我倒是碰上了太多不好好吃饭感染肺炎的。

饭后最好不要平躺。食管癌手术后的病人，食管和胃之间的"保护阀门"——贲门是被切除的，没有了防护，产生的胃酸更容易发生反流，甚至会导致病人呕吐。吃饭之后，最好保持一段时间的坐姿或者站姿，我建议病人进行15—30分钟的轻度活动，既能促进胃肠道的蠕动，也能使胃加速排空这些食物，大大降低食物发生反流的概率。

另外，睡前2个小时内最好不要大量进食，因为这会导致胃酸分泌的增多。而人在睡着后毫无防备的情况下，胃酸反流到嗓子当中会造成呛咳现象。如果睡前不吃东西也经常咳醒，不妨把床头摇高30度，通过这样一个简单的方法让胃酸流下去。

05. 甲状腺癌：甲状腺素片怎么吃？

首先，手术做好的第一天，病人吃的东西唯一需要注意的一点就是要忌"热"。这个时候病人颈部的伤口处于水肿的状态，过热的食物会造成渗出增多，影响伤口的愈合，至于吃什么、怎么吃，要求并没有那么多。另外，对于甲状腺癌而言，在吃这一方面存在一定的特殊性。家属都需要知道的是，无论是甲状腺全切还是部分切除，都需要长期口服甲状腺素片。遵医嘱长期服甲状腺素片目前认为是有利无害的。

有的朋友会问，全切了以后没有甲状腺，也就没有了甲状腺素，吃这个来补充甲状腺素可以理解，为啥切了一部分的也要吃呢？剩余的甲状腺不能发挥作用了吗？是因为甲状腺素不够了吗？不是的，剩余的甲状腺完全能够正常释放甲状腺素。服用甲状腺素片当然是为了补充甲状腺素，但更主要的是降低促甲状腺激素。你可以理解为，甲状腺素是个工人，工人下岗了，包工头（促甲状腺激素）就会让剩下的工人（残余的甲状腺）拼命干活，或者抓捕更多逃跑的工人（转移出去的甲状腺癌细胞），这都会导致工人起义（癌变或者复发）的概率大大增加（见图 2-4）。

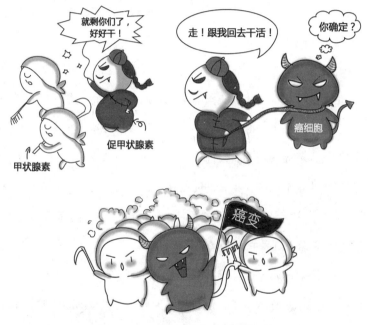

图 2-4　促甲状腺素的调节机制

长期口服甲状腺素片的病人，刚开始时需要去医院调药。一般来说，全甲状腺切除术的病人服用左甲状腺素的剂量为 2—2.5μg/kg 体重（一般是从每天 1 片开始吃起），并按照医嘱进行甲状腺激素水平的调节，例如低危患者进行腺叶切除，促甲状腺激素控制在

0.5—2.0 毫国际单位 / 升，应根据具体的手术方式咨询医生确切的控制范围，不能一概而论。(《2022 年 CSCO 甲状腺诊疗指南》)

补充甲状腺素的药有很多种，以左甲状腺素钠片（优甲乐）为例。左甲状腺素钠片需要清晨空腹吃，在早餐前 20—30 分钟吃药最佳。具体的用药剂量因人而异，需要根据手术的切除范围、病人的体重、病人血清中的促甲状腺激素高低来确定，应遵医嘱服药。注意，药不能多吃，如果觉得自己每天都心慌，那么可以试着减 1/4 至半片，看看是否也能达到指标。

一直有人来咨询：吃碘盐、吃海鲜产品对甲状腺癌有没有影响？是不是不能吃？这些年，我国的甲状腺癌病人，特别是年轻女性病人日益增多，最主要的原因其实是体检增多了，这样很多年轻的甲状腺癌病人就被发现了。以前多为老年人得甲状腺癌，那是因为甲状腺癌是非常惰性的，年轻的时候得了，几十年之后，甚至到了老年还是不发生转移，它是一类很"懒"的肿瘤，我们临床上也说，得了甲状腺癌是不幸中的万幸。

甲状腺癌的发病跟"碘"有没有关系呢？有相当一部分文献报道说，人无论是吃碘多了，还是吃碘少了，与甲状腺癌的发病率无直接关联。日本是一个岛国，每天的食物当中含有大量的海产品，其中碘的含量相当高，但是日本人的甲状腺癌发病率并不高。所以碘和海产品并不是术后禁忌，另外，海产品当中含大量的营养物质，如高蛋白质、多不饱和脂肪酸等，都是癌症病人康复的神器，把它们都摒弃掉岂不可惜？但是有一类病人需要禁碘，那就是即将接受碘 131 治疗的高危病人，这部分病人禁碘的原因是普通碘的存在会影响"治疗型碘"发挥作用，所以要禁一段时间。

有一小部分的甲状腺癌病人在手术之后会出现手麻、乏力的症状，这个时候查一下病人的离子情况，就会发现他们的血钙明显低于正常水平。奇怪了，做个甲状腺手术，怎么会把好好的血钙给做低了呢？其实，在甲状腺周围有很多长得很像脂肪组织的黄色颗粒，那就是人体的甲状旁腺，也就是长在甲状腺"临县"的腺体。这些腺体会释放甲状旁腺素，对于人体的血钙起到了至关重要的调控作用。但是手术时不可避免会伤到这些组织，大部分人在术后 1 周到 3 个月内会逐渐恢复，极少数的甲状腺全切病人可能受影响的时间会长一些。那么，这类病人我们建议常规补钙。一开始的时候病人的血钙非常低，应该首选静脉补钙的方法。血钙基本恢复正常水平，病人出院后，也建议继续补钙一段时间。

有些朋友会想，那我就多喝点骨头汤吧？问题就来了，骨头汤到底能不能补钙？答案是不能！并不是一切都符合"吃什么补什么"的简易逻辑，后文会详细拆解这个经典误区。

06. 乳腺癌：有一样东西千万别吃

和另外几种癌症相比，乳腺癌应该是最简单的，因为乳腺癌手术之后，在饮食方面几乎没有禁忌。但是乳腺癌的病人是一类特殊的病人，她们感性，她们美丽，她们也焦虑，她们也许刚刚把孩子送到大学，为这个家辛辛苦苦一辈子，突然发现自己得了所谓的"绝症"，她们就是更年期前后的女人们。

那么，我们能给她们什么样的帮助呢？最重要的就是做她们爱吃的，然后告诉她们不要为吃而焦虑。在食物当中，没有什么食物是雌激素或者孕激素超标的，大家可以放心食用。我会建议女性多吃大豆、豆腐、豆浆之类的食物，这类食物所含有的植物雌激素，能够调节人体的雌激素，降低人体自身雌激素的水平，使之均衡。

另外，虽然咖啡是一个著名的抗癌神器，但是也有少部分研究表明，咖啡当中的3-甲基黄嘌呤可能会刺激乳腺组织增生，并引起乳腺疼痛。因此，在手术之后，我建议喜爱咖啡的女性朋友可以用绿茶代替咖啡，或者适当减少咖啡的饮用量。

最重要的是，让她们远离一些坊间流传的不知名的保健品，这里面含有的成分是不可知的，也许里面就含有可怕的雌激素，让女性变美、变年轻，但也给女性带来乳腺癌复发的隐患。曾经有记者暗访过黑心的"小神药"作坊，生产的药物连配方都没有，就是一个劲儿地随意放入各种各样的激素。虽然起效很快，但是带来的短期和长期副作用都非常大，切记、切记。

第五节　别光知道喝粥了——史上最简洁的手术后饮食过渡一览图

俗话说得好，得了病，三分治，七分养。这七分里面，就有一大部分是关于手术后"怎么吃"的问题。做外科大夫久了，我发现医疗的观念一直在改变，病人的观念也一直在改变着。

病人手术之后最爱的就是喝粥，以及喝汤。有一次，我在医院门口吃饭，发现这里的生意尤其好。虽然这个店叫做"XX 煲仔饭"，但是生意却不在此处。每隔几分钟就会进来一个人要老板炖汤。"有鸽子汤吗？""有鱼汤吗？""有鸡汤吗？"……原来此处是炖汤的。我后来发现，每家大型医院门口都有一家小门面的店是专门炖汤的。顾客还会强调几句，例如"要活的、新鲜的鱼炖啊！""炖不烂不给钱！""少放点盐！"老板也会非常熟练地应答，充满了医院里少见的烟火气，不再是什么"指南""标准""规范"，而是最简单的吃喝。此处不但卖汤，还卖粥、稀饭、面条，这些都是肠道手术后的病人钟爱的饮食。

但是手术后就只能喝粥喝汤吗？更重要的是，喝粥喝汤就是对的吗？我有一次发现一位病人手术后 1 个月了还在喝粥，便问了原因。他说："吃粥不是好消化吗？"然而此刻，这位病人最需要的是营养，是重建身体，是回归正常的生活。究竟什么时候我们要喝汤？什么时候要喝粥？什么时候要逐渐过渡到正常饮食？流食、半流食这些分别都代表什么？……这都是我们需要提前了解的。

01. 术后营养的三阶段

假设人体养病的过程是一个修炼的过程，修炼的是身体外面和里面的"伤口"，那么术后我们就要用一些秘籍修炼才可以。根据不同的途径，我把这些武林秘籍分为"内功"和"外功"。

第一个阶段（手术后 1—4 天），是手术后最虚弱的状态，这个时候人体没法修炼内功，只能通过外力，进行营养的输入，让人体能够支撑过去，这部分主要是由医生来完成的，不需要咱们病人自己动手。

第二个阶段（手术后 4—7 天），是内外兼修的状态，这个时候，人体的消化系统逐渐恢复，但是还没有恢复到正常的水平。但是如果自己不开始修炼"内功"，光靠外力，时间久了对恢复也不利，而且白白在医院浪费了很多时间和金钱。所以家属要努力给病人找到合适的"丹药"用来修炼。

第三个阶段（7 天之后），如果恢复比较顺利，这个时候就应该只靠病人自己修炼"内功"了。因为手术之后的漫长岁月，都要靠自己的一张嘴幸福地生活下去。

所以第二个阶段和第三个阶段是家属最需要知道怎么做的环节，也是家属照顾不得当、最容易出问题的环节。所以咱们这里主要就是讲，我们应该准备什么饭，怎么准备饭，怎么给病人吃。

如果你做的是经过消化道的手术，如胃手术、食管手术、肠道手术等，请从"饮水"开始看起。如果你做的是没有经过消化道的手术，如肺手术、甲状腺手术、骨手术、前列腺手术等，请从"流食"开始看起。

饮水

当医生说可以少量喝水的时候，就说明病人的消化道已经基本恢复，但不一定完全康复了，需要用水来进行一些检验。如果消化道对接得不好，那么饮水之后，病人会出现一定的体温上升，引流管也可能变得浑浊。

所以病人刚开始喝水的时候，要用瓶盖来喝（20—30毫升），如果胃肠道没有不舒服，慢慢过渡到小口喝，每次饮用100毫升，每天5—6次（遵医嘱，看每天的总量可以喝多少）。如果仍在输液，是不需要大口喝水的。

清流食

所谓"清流食"是指限制较严的流质膳食,不含易致胀气的食品,比一般全流质膳食更清淡。服用清流质膳食,可供给身体少量能量和电解质,以防身体脱水。

膳食原则和要求:不吃牛奶、豆浆、浓糖及一切易致胀气的食物。每餐数量不宜过多。这些食物所供营养甚低,能量及其他营养素均不足,只能短期内,长期这样吃将导致营养缺乏。

当医生说可以吃一些清流食的时候,说明胃肠道已经基本恢复了,需要做的就是重新进食,来逐渐适应被人工改造过的胃肠道。病人家属自制的清流食所含的热卡量很低,就算吃很多也满足不了身体的需求,所以这只是从输液营养到肠道营养的过渡阶段。

但是清流食的作用也很重要,它不含渣子,因此不产生大便,这样对病人的肠道内的伤口不会造成不良的影响。因此,一般而言,清流食既可以让病人逐渐适应肠道营养,又不会产生严重的并发症。

这里可以讲个小故事。我刚上班的时候接管过一位病人,他做的是肠道手术,手术做得好好的,手术后恢复也很顺利。但是病人在手术后本该喝粥的时候,嘴馋去啃了个鸭骨头,结果鸭骨头就那么不巧地被吞了下去,划破了肠道的吻合口。病人开始持续发高烧。没有办法,我们立马又重新开了肚子,在划破的地方的旁边放了引流管,又过了 2 周,病人的肠道伤口才重新长好。

综上所述,手术后医生也只能从病人的体温、化验、引流等情况,结合自己的经验,来判断肠道吻合口是不是长好了,用最安全的食物来检验一下判断是不是正确,无论是医生还是病人,都更放心一些。不要着急吃饭,营养完全可以通过输液来给,所以刚手术完一定要看着点病人，不能因为他是个病人，就全都顺着他，不懂的地方要多问问医生。

清流食最好的产品是肠内营养制剂，如瑞能、安素、百普力等产品（后文会展开讨论）。

流食

流食是指液体食物，比半流质饮食更易于吞咽和消化。通常的流食有以下几种：

各种稠米汤、稀麦片汤、杏仁茶。

各种清肉汤、清鸡汤、鱼汤、番茄汁、藕汁、菜汁等。

红豆汤、绿豆汤。

常见流食制备方法如下所述：

（1）面汤制作方法：

① 取少量面粉，慢慢加温水搅拌至结团；

② 搅拌完放置一旁，醒 20 分钟；

③ 起锅烧开水，水量没过锅底即可；

④ 往醒好的面团里加一碗水，挑动面团用水洗面；

⑤ 将洗面水倒入烧开的沸水中，用汤勺搅拌；

⑥ 按照个人口味，可加入鸡蛋、蔬菜汁等。

（2）果汁制作方法：

① 水果洗净，去皮去核，切成小块；

② 将切好的水果块放入榨汁机中榨汁。

（3）菜汁制作方法：

① 蔬菜在水中浸泡20分钟后洗净切碎；

② 将蔬菜和温水倒入料理机中搅拌；

③ 过滤菜渣，留取菜汁即可。

（4）清鸡汤制作方法：

① 鸡清洗干净后，切块；

② 起锅烧开水，将鸡肉块放入焯2分钟，撇去浮沫，盛出鸡肉块；

③ 锅洗净，倒入鸡块及适量的水，大火烧开后转小火慢炖1小时左右；

④ 按照个人口味加入适量盐，喝汤。

半流食

半流食介于软食与流食之间，外观呈半流体状态，采取少食多餐的进食形式，也称为半流或半流质。半流食是指比较稀、软、烂，易消化、易咀嚼，含粗纤维少、无强烈刺激，呈半流质状态的食物。各种粥羹类（白米、小米等），各种软面食（面条、面片、馄饨、面包、发糕等）;含少量烂肉丝的鸡汤、鱼汤等;蛋花汤;豆腐、豆腐脑等。

（1）菜粥制作方法：

①淘米，青菜洗净切碎备用；

②米倒入锅中，加适量水，待粥煮开且成黏稠状后放入青菜碎，加入盐、香油。

（2）清汤面制作方法：

①起锅烧水，水开后下面条；

②碗里放一点盐，一勺酱油，少许葱花，一勺陈醋，搅拌均匀，加入少许面汤；

③待面煮好后捞入碗里。

（3）鸡汤（带肉）制作方法：

①鸡清洗，切块备用；

②将香菇、红枣等洗净，放入水中浸泡备用；

③起锅，冷水下入鸡块，大火煮开后捞去浮沫；

④放入姜片、红枣、香菇；

⑤小火慢炖1个小时，出锅前撒些盐调味即可。

（4）豆腐脑制作方法：

①将黄豆提前泡发好，倒入豆浆机中，加入适量的水，

开启搅拌功能；

②将磨好的豆浆进行过滤，过滤完倒入锅中；

③开始煮豆浆，边煮边搅拌，大火煮开后转小火熬几分钟；

④煮好的豆浆撇去浮沫，放置一旁稍作冷却；

⑤内酯加少量温水化开；

⑥将化好的内酯倒入豆浆中，加盖保温，等待15分钟即可。

软食

其实就是我们所说的普食——"普通的食物"，但是刚刚进入普食的时候，还是要稍慢一些，以好消化、较为软一些的饭为主，没错，就是要再吃几天"软饭"。

一般这个时候，病人已经回到家中，我建议病人同家人一起吃饭，这样不但能促进病人的食欲，也可以让病人回归家庭的温暖，体会家人的爱，更能减轻病人对癌症的恐惧。

在食物的处理上，建议家人将就一下病人的口味，菜品以清淡、软烂为主。肉类蒸炖的时间要稍长一些，便于咀嚼和消化。另外，不宜过多进食不可溶性纤维食物，要以可溶性纤维食物为主。

所有含量均指每 100 克食物的不可溶性纤维含量

麸皮：31.3 克。

谷物及制品：0.1—10.8克，从多到少排列为小麦粒、大麦、玉米（干）、荞麦面、薏米面、高粱米、黑米。

麦片：8—9克，燕麦片：5—6克。

马铃薯、红薯等薯类的纤维素含量大约为2—3克。

豆类及制品：0.1—15.5克，从多到少排列为黄豆、青豆、蚕豆（带皮）、豌豆、芸豆（白）、黑豆、红小豆、绿豆。也就是说绿豆和红豆可以被人体吸收的量最大，黄豆和青豆可吸收的则很少。

无论谷类、薯类还是豆类，一般来说，加工得越精细，纤维素含量越少。

蔬菜类：笋类的含量最高，笋干的纤维素含量达到30—40克，干红辣椒（尖）超过40克。其余含纤维素较多的有：蕨菜、菜花、菠菜、南瓜、白菜、油菜。

菌类（干）：干制菌藻类食物一般含有较高的膳食纤维，其中松蘑的纤维素含量接近50克，30克以上的按照从多到少的排列为：发菜、松蘑、香菇、银耳、木耳。此外，紫菜的膳食纤维含量也较高，达到21.6克。

坚果、种子类：3—14克。10克以上的有：黑芝麻、松子、杏仁；10克以下的有白芝麻、核桃、榛子、碧根果、葵花子、西瓜子、花生仁。

水果及制品：含量最多的是红果干，纤维素含量接近50克，其次有酸角、桑葚干、樱桃、酸枣、黑枣、大枣、小枣、石榴、苹果、鸭梨。

各种肉类、蛋类、奶制品，各种油、海鲜、酒精饮料、软饮料都不含纤维素或含量极低；各种婴幼儿食品的纤维素含量都比较低。

02. 可溶性和不可溶性纤维食物有什么区别？

曾经有位女病人乔阿姨，住在我岳母的隔壁床。你不做病人家属不知道，两个同一时期接受手术的病人，真的能成为好朋友，这种情谊像战友般亲密。乔阿姨手术前还比较圆润，手术后和我岳母两个人都很瘦。她的家属说，手术后病人就应该瘦，毕竟切除了一部分胃，这倒是没错，但是后来复查的时候，岳母每次都说，那个乔阿姨啊，眼看着一次比一次瘦。半年后的那次复查，乔阿姨比手术前体重减轻了将近30斤，而且还有越来越瘦的趋势，但是一家人都不当回事。也正是这次复查的时候，乔阿姨看到岳母红光满面的，身材也和常人没什么分别，两人终于交流了一番体重问题。

岳母问乔阿姨："你到底咋了啊，怎么瘦成了这个样子？"乔阿姨也被这话问蒙了，难道手术后也可以不瘦的吗？乔阿姨把她每天吃的食物告诉了岳母，岳母和我学了下舌，我才发现乔阿姨手术后吃的东西"不太对路子"。乔阿姨虽然也有努力吃饭，但是她自从得了癌之后，开始喜欢信佛，肉食摄入没了之后她总也吃不饱，所以每天都要吃一两斤的蔬菜，比如芹菜、韭菜之类。这样虽然并没少吃，但是越吃越瘦。

根据研究报道，有接近41%的癌症病人认为自己患病与饮食有关，而且有近六成的病人会改变原有的饮食习惯，甚至有些人会认为素食者较少患癌而改吃素食。其实，从人体的营养吸收特点上看，素食并不适合癌症病人术后的营养补充。

　　岳母听了我的解读之后，热心肠地打电话过去和乔阿姨谈心："哎呦，你饮食不到位，再怎么求菩萨，免疫力也上不来，预防不了肿瘤的复发呀。"我帮着把她的食谱稍微修改了一些，增加了一些蛋奶类产品的含量，但是最主要的是，我把她吃的"纤维类"的蔬菜砍掉了一大半。

　　高纤维类食物，是指每百克食物含粗纤维2克以上的食物。含膳食纤维的食物主要有粮食、蔬菜、水果、豆类等。我们可以简单地理解为，这是一类不容易被人体吸收的"菜梗子"。人类进食的过程当中必须要有一些纤维类食物来促进肠道的蠕动，促进食物的分解和消化，促进排便等。这就好比小鸡吃沙石，沙石本身没有营养，但是沙石可以让小鸡肠道里面的食物通过摩擦更好地被吸收。但是纤维类食物吃得太多，可就会出问题了。特别是那些不可溶性的粗纤维类食物，例如玉米、麦麸、米糠等，你吃了大量的"菜梗子"，以为自己吃饱了，但其实这些东西完全不会被吸收，而是直接被排出了体外，导致你每顿饭的营养摄入量都不够，长此以往，自然蛋白质和能量都跟不上消耗，体重减轻是必然的。

　　所以说，不可溶性纤维类食物更适合的是肥胖病人、糖尿病病人和有减肥需求的人群，为的是增加饱腹感，减少吸收量，但是并不适用于手术后需要尽快补充营养和维持体重的病人。我建议把不可溶性纤维食物当作每天进食必需的一个部分，但一定是次要部分，主食一定要占每顿饭至少一半才合理。那我们怎么理解这个主要和次要呢？其实一点也不难，假设三菜一汤的午餐，其中的一个菜是纤维类即可。

03. 病人的进食应该怎样一步一步升级？

术后病人饮食容易走两个极端：要么一直喝粥，喝到嘴皮起皮，皮肤毛发无光泽，整个人一副病态；要么胡吃海喝，然后因为肚子胀，紧张地回医院来找大夫。目前中国的出院病人管理相对于欧美来说是落后的，病人和大夫都本着"一把一利索"的心态来对待疾病，病人认为能不去医院就不去医院，大夫认为做完手术以后的事情就和我没关系了，这都是错误的。我建议病人采用"加量不加价"的方式来逐渐过渡饮食。在一天当中，如果想增加进食的种类，每种种类的进食量先不要增加；如果想增加进食的量，那么这一天就不要增加进食的种类。

怎么理解呢？我们举个例子。

王阿姨刚刚做完结肠癌的手术，恢复得很顺利，1周便出院了。术后第7天，家里人中午给王阿姨做了一些菜粥，里面有一些很烂的鱼肉和少量的青菜碎叶。那么这一天王阿姨进食的种类是半流食。

术后第7天王阿姨感觉到有食欲且肚子不胀，于是家里人在术后第8天，给王阿姨做了红烧肉、白米饭和蔬菜。这个时候，王阿姨最好的选择是先试试吃白米饭和蔬菜，红烧肉建议不吃或者先少吃一点点。因为这一天王阿姨的饮食从半流食进化到了软食，升级了饮食的种类，但不要同时增加太多种类，更不要每种增加太多量。

吃完后王阿姨没有觉得不舒服，就可以适当多吃一些红烧肉和蔬菜了，同时为了排便正常，可以少量补充坚果和水果等食物。至此，王阿姨的饮食就和正常人相似了。

胃手术病人的进食量可能会更小一些，同时对于食物种类的增加以及食物量的增加可能更敏感，这个过渡过程可以再慢一些。原则就是，当病人出现任何打嗝、腹胀、恶心、呕吐等症状的时候，就退回到半流食过渡一天，尽量减少病人出现呕吐和腹泻的情况，因为这两种情况可能会造成更加严重的后果，反而不利于病人的康复。

第六节　街坊说手术后好些忌口，该不该信

首先我想说，我真的很反感街坊邻居、亲戚朋友提的各种医疗养生防癌建议。你说他没安好心吧，他确实想为病人好，但你要是谢谢他吧，他确实是坑了病人。

曾经，我接了个远方亲戚的电话，说他的朋友住院了，似乎住院手术的恢复过程不是很顺利，于是便过来请教我，到底是不是医生的操作有错误或者存在医疗事故的可能性。我没有回答他任何问题，因为这个亲戚的提问本身就很有倾向性，充满了对那个医院的不信任。

"大夫是不是误诊？"

"用药是不是不太对？"

"以你的经验，这个毛病到底要不要插管，是不是不用？"

我只能回答："抱歉，我没有看到病人，ICU 的问题我实在很难回答。"对方就再也没说啥了，我甚至觉得他有一丝丝套话没能

得逞的失望。

试想，一个三甲医院的医生，对自己没有亲眼所见的医疗行为都不敢轻易给出意见，那些从来没有学过医的街坊邻居，又是谁给他们的自信呢？似乎你一生病，所有你身边的人都成了祖传老中医，就没有他们不懂的，也没有他们不敢说的。瞎说虽然不用上税，却永远不知道自己随意的一句话，会给病人和主管的医生带来多大的麻烦。

01. 手术完千万不能吃"发物"

据不完全统计，大约有一半门诊的病人会问我这个问题，剩下的一半，估计也只是憋着没问而已。最经典的例子，一位大娘诚恳地问我，是不是不能吃"发物"，说"发"的时候，一只手从握拳到慢慢张开，似乎在比划一个花骨朵的发芽过程，让你一下子就能理解她要表达的意思。就是说，有些食物，能够刺激肿瘤的种子在身体里面开花结果。这个"发"字，实在是形象生动，深入人心。

但是"发物"这种概念，真的适用于肿瘤这种病吗？

如果说西医的肿瘤学发展是一位 200 岁的长者，那么中医在肿瘤学方面还只是个 20 岁的孩子。有人会反对说，中国人很早就会治疗肿瘤了。我们来盘一盘，肿瘤的好发年龄平均是 60 岁，中国人以前平均年龄是多少岁呢？中华民族在各个历史时期的平均寿命是：东汉 22 岁，唐代 27 岁，宋代 30 岁，清代 33 岁，民国时期 35 岁。只有到新中国成立之后，人们的寿命才逐渐追赶上发达国家的水平，

1985 年我国人均寿命 68.92 岁，2010 年，部分地区超过 70 岁。

以前我们对于年龄的描述是：二十弱冠，三十而立，四十不惑，五十而知天命，六十花甲，七十古来稀，八十耄耋。实际上，能活过 50 岁的人已经算是少有的高寿了，但是癌症的好发年龄平均是 60 岁，而且在缺乏手术和病理诊断的年代，我们对癌症的理解是混沌的。

中西医可以结合，这没问题。但是如果用中医的"发物"理论去硬套西医的诊疗策略，就好像喝咖啡啃大蒜，红酒配猪蹄一样，未免是一种过于奇幻的混搭。肿瘤的发病是由环境因素和基因因素共同作用的产物，目前科学家已经发现非常多的致癌物质，世界卫生组织也根据证据级别把它们划分为 I 类致癌物（确切证据）和 II 类致癌物（证据不明确）等，这才是被证实的东西。但是我们老祖宗的这些所谓的"发物"，都是营养丰富的食品，并没有发现任何致癌成分。之所以相信"发物"，无非是这个理论非常容易理解，"发"可以理解为生发，肿瘤可不就是生发的么？但是吃海鲜发疹子也是发，发热也是发，是不是只要"发"字能组的词，就都可以？"发物"本身也是一个范畴很广的词汇，在过去其实大多数指的是海鲜导致起皮疹这件事，所以还是尽可能把概念明确，而不要偷换。

我理解很多手术后的病人，他们也是抱着能够提升癌症治疗效果的心情去向医生询问的。我也同样理解很多病人将信将疑地离开，最后仍然选择避开那些所谓的"发物"，因为大部分医生都可能会非常不耐烦地说"没有'发物'这一说！"然后便把病人打发走。

这并不是医生和病人的错，医生说的是科学和事实，而病人更多需要的是理解和安慰。但是不能因为医生没有安慰到位，就把自己交给了迷信、偏方甚至是骗子。

02. 得了癌还能吃鸡肉吗？

与其说这是一个科学问题，不如说这是一个心理问题。

村西口养鸡的老张头得了肺癌，麻利地做了手术，然后术后很开心地和家人生活，自家的鸡也吃了不少。但是过了两年，肿瘤复发了。在弥留之际，老张头怎么也想不明白为什么肿瘤早期的自己会复发，于是只好总结出一条经验：鸡肉是发物，发物致癌。这时候，村东口的老刘头也得了肺癌，得知这个消息之后，老张头拖着虚弱的身躯赶紧跑到村东口，告诉老刘头，千万不能吃鸡……

这是最常见的故事了，这个故事每天在癌症病人的身边发生。"他化疗花了好多钱还是复发了，千万别化疗啊！遭罪！""不能做手术啊，不做手术还能活长点，做了手术马上人就没了。"这些谣言无时无刻不在伤害着本来有治疗机会的病人。

那么，老刘头在对癌症完全不了解的情况下，听说了吃鸡肉"导致"的恶果之后，就找到我问个究竟。但他发现我完全没有按照套路出牌，一点也没有给他讲鸡肉的营养物质和"致癌机理"，而是问他："我说吃鸡肉不会致癌，您怕吗？怕的话就别吃，吃鸭肉您怕不怕？不怕就吃鸭肉。"

我不会去解释一个东西为什么"不致癌"，因为我没法解释。

从统计学上，证明一个东西无害的研究是很难做的，但是证明一件东西有害的谣言，编起来只需要动动嘴。这种谣言如果让我编，一天能编一万条。假设我是鸭店的老板，我只要编个鸡肉会导致癌细胞"激发"的故事就好了，假设我是个鸡店的老板，我只要说鸭肉属寒，寒不利于恢复，简单不简单？编谣言除了需要掌握一定的谐音梗之外，大概理解一些中医寒凉温热的理论，就完全能够自洽。假设你发现编不下去，你还可以结合五行、八卦，再不济还有星座可以用，总有一条可以骗到人。为什么说造谣者可恶，是因为癌症对于病人来说是一个虚无缥缈的东西，正是因为无助，他们才会相信任何他们能够理解的事情。

"忌口"是层出不穷的，今天说不能吃鸡肉，明天说不能吃鸭肉，这样下去，病人什么都不吃了，只吃药汤，难道就健康了吗？听医生的话，不要听信网上的谣言，更不要道听途说。如果病人自己对于某种忌口确实有抵触情绪，不要和病人理论，只需要顺着他的意思来即可。家属一定要掌握的是原则——均衡营养。不吃鸡肉，就适当加强蛋奶、鱼肉的摄入，以保证病人的营养供给。

如果非要说一些忌口的话，把最关键的两样忌掉就比什么都强，这两样一个叫作烟，一个叫作酒。

03. 辛辣的食物不能吃吗？

这应当是一条传播最广泛的谣言了，甚至我们很多医生也在说，绝对不能吃辛辣的食物。在中医中，我可以理解辛辣对于一些药物寒凉温热的影响，食物之间的配伍禁忌等。但是在西医中，特别是手术后，能不能吃辛辣的食物有大量的研究可以作为证据。

其实，除了胃手术的病人，辣椒都是不忌口的，而且研究表明，适当地吃辣椒对于胃黏膜还能起到保护作用。辣椒的营养价值非常丰富，含有大量的维生素和微量元素，同时它也是一种对抗氧自由基损伤非常好的食品，长期服用甚至能够减少癌症的发生。

对于胃和食管手术的病人，吃过量的干红辣椒对于胃黏膜以及胃黏膜下面的神经会产生强烈的刺激，这是要避免的，但并不是说，辣椒就完全不能食用，适度地、循序渐进地添加是完全没有问题的。如果病人因为不能吃辣而严重影响了正常饮食的摄入，那么家属没有必要那么刻板地拒绝辣椒。

"存在即合理"并不是一条真理，民间的谣言大多是自古传下来的，之后被老百姓不断演绎，它本身并不代表着科学，也并不适应现代人的疾病观念和疾病谱。如果"吃香喝辣"可以让一个人快乐，何乐而不为呢？世上有什么比吃得幸福更让人感到快乐呢？

04. 只要输液就不用自己吃东西

在营养领域盛传着一句话，国内外的专家学者都视若真理，那就是："If the gut works, use it."也就是说："当胃肠道功能允许时，应首选肠内营养。"

人类进化了6500万年所形成的肠道是天然的，也是最好的吸收营养的工具，它的强大超乎人们的想象。人体的小肠只有4—6米长，但是小肠上面有非常丰富的绒毛，用来增加与食物的接触面积，促进营养的传递和吸收。如果把小肠的绒毛全部摊平了展开，它会有200—400平方米，将近一个排球场的大小，正是这么大的面积，才保证了人体吸收营养的速度和效率。

小肠之后是大肠，也就是医学当中的结肠。结肠的作用是什么呢？它最主要的作用是吸收水分，协助排除粪便（见图2-5）。

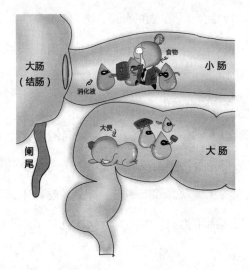

图2-5 食物通过肠道吸收之后转变为粪便的过程

所以人体每一个器官的构造都合情合理，比我们人为地干预要更加智能、精细、节约。所以如果能利用肠道，一定不要靠输液。输液是什么？是医生根据人体需要的营养素，把糖、脂肪乳和氨基酸溶液按照一定配比混合到一起，然后再加入离子，加入微量元素和维生素，输入人体当中，所以我们输入多少就是多少。

首先，这些能量的配比只能接近人体的最佳吸收配比，但一定不是最佳，也许糖水多了，也许脂肪多了，都是非常正常的，所以输液的营养只能满足人体的基本需要。另外，人体到底缺不缺钠和钾，补充的电解质到底是多了还是少了，都需要根据抽血的结果来看。我当病房主治医生的时候，经常碰到长期输液的病人发生严重的嗜睡。查房的时候发现状态很蔫的病人，我会让他们立刻查一下血中的离子。检查结果往往会发现病人严重低钠，导致大脑水肿，以致出现意识模糊的症状。所以输液经常会导致电解质失衡，只能依赖医生的经验和定期的监测。

人体的营养素除了我们已知的以外，还有大量的是我们未知的。或者说，补充进去的这些营养素，虽然公认是有效的，但病人需要不需要，是不是过量，就没人知道了。

令人感到不安的是，输营养液还隐藏着更多的隐患。例如，有些病人存在严重的心功能不全，长期大量输液很可能会加重病人心脏的负担，诱导出现心肌梗死、心功能衰竭等新问题。但是肠道就不一样了，它聪明得很，如果人体不需要这样东西，肠道会视其如糟粕，相反，如果人体需要，那么它会视其如珍宝。

这也很好理解，肠道的上皮黏膜细胞就泡在人体的组织液当中，假设人体处于低钾的状态，那么细胞周围的组织液也会低钾，导致上皮黏膜细胞低钾，这个时候如果来了一堆富含钾离子的食物，那么上皮黏膜细胞就会如饥似渴地去吸收这些钾离子，然后像接力一样，一级一级地把它传递回血液中去。人体不缺钾离子后，上皮黏膜细胞周围的组织液就富含钾离子，上皮黏膜细胞自己也"富得流油"，这个时候它再看到钾离子过来，就看不上了，让它们顺着粪便排出体外。所以说，肠道是个好东西。

同时，还有一件事情必须要知道。如果长期不用肠道，身体会出大问题。肠道当中可不是无菌的，里面有大量的大肠杆菌，负责帮助人体进行粪便的处理，并且分泌出一些黏液用来润滑肠道，保护肠黏膜不受侵害。但是如果一个人长期不进食，这些细菌就会觉得非常难受，时间一长就会出现菌群失调的情况。更严重的情况是，菌群失调后不再分泌黏液，肠黏膜没有了黏液的保护，失去了这层重要的屏障，肠黏膜上的细菌就透过水肿的肠黏膜进入到腹腔当中，造成严重的腹腔感染。因此，肠道不只是好用，而且必须要用！这是任何输液都替代不了的。

只有在病人胃肠道功能严重失调，例如，大量的腹泻、严重的肠梗阻、剧烈呕吐的情况下，我们才需要让胃肠道好好休息一下，通过输液来提供病人必需的营养，让病人能够元气满满地扛过肠道"休假"的阶段。当肠道开始恢复的时候，例如，腹泻缓解或者肠道不通之后重新出现了排气，这个时候，适当的食物刺激也能够让肠道更好地进入工作状态。

05. 喝汤真的能大补吗？

谁不羡慕一个广东人的生活呢？从下午开始煲一锅汤，鸡肉炖得丝滑鲜嫩，加上葱段、姜、枸杞、黄芪熬制出一股浓烈的药膳味道，打开砂锅的盖子，光是看上一眼，闻上一闻，身子仿佛就舒坦了。喝一口黄白色浓郁的汤汁，似乎所有的药力都在体内游走起来，活神仙一样快活。广东的汤在我印象中很少有勾芡，只用煮成乳白的高汤把味蕾撩拨得跃跃欲试，这哪是汤，这是王母娘娘几万年才喝上一次的琼脂玉露。

很多手术后的病人认为一锅鸡汤就是最完美的大补之物。但是可惜，虽然汤汁非常鲜美，但是这个大补，似乎只是一场美丽的谎言。刚刚结束手术，清流食，也就是鸡汤、鱼汤是非常好的补充。但是当病人开始吃半流食或者软食之后，没有了静脉的输液，光靠喝汤，身体可是会越补越差的。

我们需要搞清楚一个问题，既然要补充营养，那么是肉里面营养含量高还是汤里面营养含量高呢？100克鸡肉当中含有167卡的热量，48微克的维生素A。而100克鸡汤当中呢，只有可怜的61大卡热量，几乎不含任何维生素，更不用说那些不可溶于水的钙、铁、锌等离子了。所以很多做了甲状腺癌切除术的病人，因为甲状旁腺受到了累及导致了严重的缺钙，在补充钙片的同时也希望用食疗的方法进补，根据"吃什么就补什么"的理论熬了好多骨头汤来补钙。其实，每100毫升骨头汤里面只有1—4毫克钙，而100毫升牛奶就有100毫克钙了。所以看上去骨头汤煮了那么久，钙这些营养物质似乎都进入了汤汁里，但是实际上，你只是喝进去了汤里面的油脂罢了。那些不喝骨头汤的病人，我很少看到低钙的，但是长期喝骨头汤的病人，骨质疏松的我可没少见过。

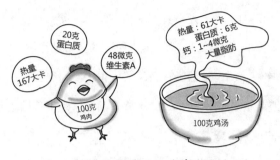

图 2-6 鸡肉和鸡汤的营养价值对比

在鸡汤熬制的过程当中，蛋白质因为自身结构的问题很少会以游离态进入汤汁，而脂肪在加热之后会大量进入到汤里面，漂在汤汁的表面形成一层黄色的油滴。所以这些既美味看上去又很营养的汤，只是一些油滴混成的水而已。所以病人开始进食后，也不再输液，这个时候千万不要把汤当作补充营养的主要手段，可以把它当作开胃或者饭后的暖胃食物。享受美味、满足口感固然重要，但是对于这个阶段的病人来说，更重要的还是营养啊。

第七节　手术损失的"元气"吃什么补得快

这一次，我们还是讲老王的故事。

没错，隔壁的王大爷又来找我了。这次，老王刚刚做完了胃癌的切除手术，本来恢复挺顺利的，但是老两口对老王的病又有新的分歧。王阿姨觉得，手术后好不容易能吃饭了，是不是要抓紧吃点补品，好让手术丢掉的"气"和"血"快点补充回来？老王让孩子打听了一下，发现这些补品都不便宜。因为怕花钱，老王就是不想吃。王阿姨赶紧拉我过来让我给评评理，劝劝老王。我当即就给老王点了个赞，竖了个大拇哥道："不吃就对了！"

咱们老百姓都被商家洗脑出一种"功利主义"，似乎通过吃某个东西就可以很轻松地达到保健品说明书上所说的目的，例如，增强免疫力、补气补血等。这些东西一般还都定价高，让人送礼的时候不丢了面子。事实上，想不劳而获就买到健康，没戏！

我们先说，无论是"气"还是"血"都是中医的概念，但在我们的几千年历史中，类似于"全胃切除术"和"肺叶切除术"都是不可想象的事情，把人开膛破肚，在传统医学当中还是鲜有记录的。但是现代的医学一点点打开人们的认知，不但能开膛破肚，还能微创。虽说不是所有做过手术的人都一定能治愈，但是我们也看到了相当一部分病人通过"大手术"重获了健康，至少现在咱们老百姓都知道，做一个大手术就像坐飞机一样，看上去十分危险，但实际上手术台上出生命危险的概率小于1%。

所以手术后的气血补充，不能直接用传统医学的补气补血来理解。

01. 手术后会不会亏"血"？

我给大家讲一讲真实的手术。

在手术当中，我们会首先用冷兵器，也就是手术刀划开皮肤，大约会出5毫升的血；然后用电刀分离和切开人体的部分肌肉组织，虽然肌肉组织血管非常丰富，但是因为"电烙铁"的存在，血管会直接闭合，所以出血量也在10毫升以内；最后进入胸腔。我们会使用能量器械，包括电刀、超声刀，来帮助分离病人的血管和气管，一边切割，一边还可以止血。手术当中如果不出意外的话，出血量基本会在50毫升以内。真的发生大出血的概率，百不足一。

那么，有的朋友会问，如果万一不顺利呢？没错，如果手术做得比较大，或者手术中出现了意外，才会面临失血性贫血的问题。但是医生会根据情况进行输血，失血量在800—1000毫升以内，多数情况是不需要输血的。

病人手术后的血常规化验当中，有一项是"血红蛋白"，男性和女性的正常值不完全相同，简单来说，对于在 12 克 / 分升以下的病人，我们建议手术后适当地补血。例如，增加动物肝脏、动物血液等食物的摄入，这补的其实不是血，而是人在造血过程中需要的原材料。

一般来讲，如果手术后恢复得比较顺利，即使手术中有一定量的出血，术后的血红蛋白也会持续上升至正常，如果没有特殊情况（严重的感染和发热），血红蛋白是不太会降低的。因此术后只要注意好饮食和适当地活动，都是能够恢复的。所以，手术中的失血量跟正常人献了一次血差不多，要相信我们自身骨髓的造血能力，而不是去轻信什么"生血丸"等药物。

02. 手术后会不会亏"气"？

王阿姨说，老王做完手术，总是觉得气短，也就是气不够用的感觉，以前能爬十层楼，现在爬二层楼就有些吃力。我告诉她，其实乏力是手术后最常见的反应。人毕竟经历了这么大的一个创伤，人体内储存的脂肪和糖都会大量分解以提供人体需要的能量，氨基酸也会快速地合成修复创伤所需的蛋白质。

人体含有 20 种氨基酸，但是却能组成 25000 种蛋白质，这些蛋白质的功能是不一样的，有负责运动的蛋白质，有调节情绪的蛋白质，还有修复创伤的蛋白质。我和王阿姨说，老王所有的氨基酸都忙着去合成修复创伤的蛋白质去了，是不是负责运动的蛋白质就要停工给人家让路了？甚至当修复创伤的蛋白质原料不够的时候，还会分解肌肉当中的运动蛋白质，为的就是保证人体修复创伤的蛋白质能够存活下去。这也是我们人类演化了这么多年之后的一项保命手段，和壁虎在危急关头可以断掉尾巴没有太大区别。

这段时间虽然医院也在给老王的静脉里输营养物质，但是输液里面营养物质维持的是人体的生理基本需要，远远达不到食物当中的营养物质的丰富和均衡程度。我管理过一位老年病人，那位病人术后出现了胃瘫，也就是胃短时间处于麻痹状态，丧失了蠕动的动力，这导致这位病人长期带着胃管不能进食。那时还只有简单的静脉输液，所以我每天想尽办法让他能够补充营养，但是事与愿违，老人努力输了一个月的营养液，精神却越来越差，眼神都失去了光。它并不是单纯缺少某种维生素或者微量元素的问题，而是我们目前只知道人体需要这些微量元素，但是无法精细地知道这些元素以何种比例在人体当中存储是最合理的。人体的肠道是非常聪明的，它可以按照人体的需要去选择多吸收或者少吸收，但是我们的输液就太机械死板了。

所以我和老王说，你能够进食就意味着你真正的恢复期开始了。大概2周到1个月，你大致能恢复到术前水平，3个月之后，你就和手术前没有任何差别了。但这一切都要看他吃得好不好，到不到位了。

03. 人动起来，身体机能才能动起来

除了胃手术，肺手术是最容易让病人觉得气短的，但那是人体损失了一部分肺组织所导致的。但是也不用担心，剩余的肺组织完全能代偿病人失去的肺功能，前提是适量增加运动。

无论何种手术，我们都鼓励病人在手术之后保持一定的锻炼。这样做会提高病人对氧和能量的需求，才能积极地调动起人体的消化系统和造血系统，帮助病人更好地创造红细胞，并且提高人体消化吸收的能力。

我和王阿姨说，其实您每天陪他出去散散步，比那一万多元的保健品要有价值得多了。从此两个老人逐渐成为小区的运动健将，也因为没有吃保健品省下了不少钱。又过了阵子，老王告诉我，两个人结伴去欧洲旅游了。

第八节　开完刀掉了 10 斤肉，营养跟不上怎么办

一个朋友，家人刚做完胃的手术，第一个月体重减了 10 斤，第二个月终于说能好好吃饭了，本来家里人已经放心了，结果 1 个月的时间没少大鱼大肉地吃，体重却又减了 10 斤。家里慌了神儿，总不能这么一直掉下去啊，于是来求助我。

这是一位经济条件非常好的病人，但是身体恢复得还不如一些家境一般的病人，原因到底是什么呢？我们还是来看菜谱。

早饭：牛肉羹 / 海参粥

午餐：酱肘子 / 红烧肉 / 三文鱼刺身 / 鲍鱼

晚餐：基本同午餐，偶尔加睡前燕窝，加些中药补品和保健品

我听了之后觉得吃得很好啊，按理说不应该有什么问题，就多

问了一句："那主食主要是吃饭还是吃面？"他惊讶地回答："我都吃了这么多好东西了，哪里还有肚子吃主食？家里人就告诉我多吃菜，这都是上好的食材啊！"读者朋友们应该都明白，没有主食，只一味吃肉，那是会越吃越瘦的！这是为什么呢？

人体总共有三大营养素，碳水化合物、脂肪和氨基酸。

氨基酸就好像是酒精，虽然也能提供一些能量，但是提供得非常少，你吃大量的肉来补充的能量似乎还不如吃半个馒头或者一把花生补充能量来得划算。还是拿开车打比方，上路发现没油了，我们走到加油站，肯定会加 92 号或者 95 号的汽油，没有人会选择加纯酒精吧？为什么呢？因为纯酒精加 1 升，可能也就跑 2 公里，但是加 1 升汽油能跑 10 公里。氨基酸对人体是非常宝贵的，它除了供给能量之外，还是我们身体重要的组成部分，更是机体发挥免疫功能、调节功能的重要素材。把氨基酸当油烧，就好像用顶级的香水去擦地板一样，真是天大的浪费。

我们人体的营养吸收遵循一定的规律，只有当能量的摄入达到一定量时，才有能力来吸收高蛋白的食物。例如，早餐的时候，如果吃一根油条、一杯豆浆、一个鸡蛋，这个时候油条作为燃料提供给我们工作的能量，而豆浆和鸡蛋被吸收为氨基酸、合成蛋白质，给我们的工作提供灵感，调节我们工作时候的情绪。如果只吃一个鸡蛋和豆浆呢？这些东西在我们走到单位时就燃烧殆尽了，剩下一个空洞的脑壳去工作，这个时候你会感觉自己脑子都落在家里了。所以这位朋友饮食最大的问题就在于饮食结构，他只注重了吃，也注重了吃的材料，但是却忽略了菜谱各成分之间的比例。

很多朋友发现，病人术后体重都会不同程度地降低，但是为什么有的病人两三个月就胖回来了，好像没病过一样，有的人就一瘦到底了呢？手术后一定要掉体重才正常吗？当然不是。之所以大部分人体重会掉，那是因为正常人很难理解营养的均衡搭配。这个时候，我会建议部分病人采用一种"神药"来辅助进行营养补充。

01. 肠内营养制剂（EN）是什么？

肠内营养制剂是管什么的，是保健品吗？肠内营养制剂是药品的一种，并不是保健品，在正规三甲医院都有销售，并且大部分可以按医保比例进行报销。最早的时候，肠内营养制剂主要适用于进食哽噎，或者不能耐受大容量喂养但又需要高能量补充的病人。后来，随着病人术后加速康复外科的崛起，我们越来越发现，这真的是一个好东西。

到底什么是肠内营养制剂呢？我们举个例子。孙先生得了胃癌，导致他的胃有 2/3 被肿瘤占据，进食越来越差，直到不能吃饭才来看病。这个时候医生告诉他，3 个月掉了 30 斤的身体是没法做手术的，必须要先进行营养的补充才有机会。孙太太这个着急啊，孙先生一顿饭吃半碗米饭就想吐了，得怎么喂才能喂出 10 斤肉来啊。正着急的时候，孙太太知道了有一种药叫作"瑞能"，也就是一个个装着营养液的袋子，看上去就好像是一袋袋牛奶一样。孙先生虽然吃不下饭，但是却能喝得下水，于是孙太太给孙先生试了试。虽然味道不是特别美味，但是类似牛奶的口感孙先生并不抗拒。于是孙先生试了一下，一天可以分七八次喝下3袋"瑞能"（1500毫升）。1500毫升也就三瓶矿泉水的量，它能补充多少能量呢？ 1950大卡！如果吃东西吃到1950大卡，大概需要8两米饭、半条鱼、一小碗红烧肉、两个鸡蛋、两杯牛奶、两大把花生，这是孙先生一周都吃不下去的量。退一步说，如果孙先生吃下了这些，他就更吃不下人体必需的水果、蔬菜了。所以肠内营养制剂最大的优点就是可以让人体用最少的口服量，获得最大的热卡数，以保证人体的能量需要。

除此之外，肠内营养制剂与牛奶最大的差别是，它并不是蛋白粉，也不是奶，而是把碳水化合物、脂肪乳和氨基酸以最佳的配比做成的混合溶液，同时加入了大量人体必需的电解质、维生素、微量元素等，让人体可以把它当饭吃，长时间服用也不会造成输营养液所出现的营养缺失。所以肠内营养制剂对于这类病人而言，几乎是救命的东西。那么，除了这类病人以外，正常手术后的病人是不是也能喝呢？

02. 哪些病人建议进行肠内营养制剂的补充？

其实，肠内营养制剂就是一种非常良好的清流食啊！它所含的蛋白质并不是难以吸收的"大块头"，而是蛋白水解物，使得它经过小肠黏膜就可以轻松地进入血液，容易被机体利用。它不含乳糖，避免了乳糖不耐受引起的腹泻和脂代谢障碍等一系列的问题，比喝奶会出现的问题还少。另外，更重要的是，它几乎完全可以被机体吸收，而不产生或者很少产生粪便。所以，肠内营养制剂是让我们把营养喝进去，而非吃进去。因此，在从清流食过渡到正常饮食的过程当中，如果病人能接受的话，是完全可以用它作为加餐进行补充的。

肠内营养制剂一般分为两种——混悬液和粉剂。混悬液就是一袋一袋的液体，开封之后需要在24小时内喝光，不然它会成为细菌最佳的培养基。粉剂相对方便一些，像奶粉一样，喝的时候用温水（35℃—45℃）冲服即可。

例如，孙先生做完了手术，术后第7天医生让他吃半流食，他吃了几口粥就觉得胃有些胀了，吃不下太多。这个时候就可以给他喝一些肠内营养制剂。假设孙先生体重60千克，那么他最好一天进食1800大卡热量。如果孙先生一天只能喝下三碗粥，顶多只有600大卡，他仍然需要通过其他食物补充1200大卡，不然体重就会明显减轻。剩下的1200大卡能量，喝两袋瑞能就可以了，或者吃半桶安素（粉剂，200—250克）也一样可以。病人出院后不再输营养液，且吃大量的半流食和肉蛋奶类食物后没有觉得不舒服，那么也不需要补充肠内营养制剂。这和我们喂养小宝宝是一样的：如果母乳足够，就不需要额外补充奶粉；如果母乳差一些，我们就吃一点母乳吃一点奶粉；如果母乳一点没有，那么我们就全用奶粉。病人能吃什么、能吃多少，这才是家属决定要不要给病人购买这类肠内营养制剂的关键因素。

因此我们建议：对于手术后进食不能达到每天热卡需求值的各

类病人，均可适当进行补充，以热卡达标为评判标准即可。另外，对于胃肠道出问题、需少吃多餐的病人，在进食初期可采取肠内营养制剂作为加餐。

03. 怎么进行补充最方便？

作为加餐

之前说过，肠内营养制剂分为混悬液和粉剂两种，其中粉剂可以通过冲水变成混悬液，储存和操作起来都十分方便。我建议病人朋友人手备一个保温杯，可以提前将肠内营养制剂冲好放进保温杯，也可以现冲泡现食用，并且按照如下的时间表进行加餐的补充。

早饭——2勺安素

午餐——2—3勺安素

晚餐——2勺安素

这样做的好处就是，它不但实现了少吃多餐，让能量摄入得更充分，并且由于水的排空速度非常快，所以并不影响下一餐的进食，非常好地利用了进餐之间的间隔。

和饭同吃

其实无论是哪种营养制剂，都存在口感和病人的耐受度问题。因为营养制剂当中不只是氨基酸，也有一些脂肪乳的成分，所以有些人喝起来或多或少会觉得口感不如牛奶，有的人有恶心、反胃现象，有的人喝得快了还会出现腹泻的情况，这都是正常的现象。但是如果病人因为出现这些不适就再也不想碰肠内营养制剂，那就是家属没有做到位了。

这些营养制剂，特别是粉剂，很容易以各种方式改善口感。例如，用鲜榨果汁来冲服，不但用水果味道掩盖了营养制剂的味道，还可以同时增加维生素和微量元素的摄入，一举两得。有一位阿姨更是别出心裁，老伴得了食管癌之后人瘦得非常厉害，病人特别需要补充营养制剂。但是她老伴属于非常"抠"的那种人，生病之后脾气也很大，只要阿姨多花了一点点钱，老人就开始不依不饶地嚷嚷。我本想安慰下那位阿姨，结果阿姨自己一点儿都不往心里去，等病人走了之后，她在我这里偷偷开了一些营养制剂带回家。她也没有单独拿给老伴喝，而是在粥给老伴吃的时候，把营养制剂放进了粥里。

来复查的时候，我看病人明显地壮了起来。病人一直说是自己心态好才恢复得这么好，其实我看到阿姨在一旁偷笑地看着他和我，她的眼里还有一丝丝的泪光。那是因为没有什么比经过努力让自己心爱的人康复更幸福的事情了吧？哪怕病人并不知道自己的背后有人在为他默默付出。真是一个身在福中不知福的人啊！所以病人走的时候，我也不知道为啥突然发了个神经，叫住了他："老吴啊！你看看你老婆为了你都累瘦了，回去多照顾照顾。"病人呆了一下，然后点了点头，憨憨地拉着老婆的手走了。当时我看到，年过60

岁的阿姨笑开了花，仿佛一下子年轻了 10 岁。

作为医生，有时候会情不自禁地做一些觉得和疾病治疗没关系的事情，一旦做了又会觉得这些才是最应该做也最有幸福感的事。

病人家属一定注意，这类营养制剂最怕的就是烫，过高的温度会让里面的一些氨基酸变性，使营养成分大大降低。如果炒菜的时候想放一些营养液在里面，也要等菜出锅之后晾凉了混在里面。

04. 怎么选择适合自己的肠内营养制剂？

肠内营养制剂有很多种，应该怎么选择呢？这本应当由医生或者病人所在医院的营养师来进行指导，然而在中国，这样的指导有时候会沦为空谈，起不到实际的意义。所以在这里我也给一些指导性的解读，具体情况还应以医生推荐为主。

氨基酸型：不刺激消化液分泌，不需要消化，吸收完全。如维沃、爱伦多。

短肽型：需少许消化液帮助吸收，有少量纤维素成分。如百普力、百普素。

整蛋白型：口感好，需要完全消化才能吸收。如能全力、安素、瑞代、瑞能、瑞高、瑞素。

市民王大爷有严重的胃肠功能障碍，因此需要不用自己消化就可以吸收的氨基酸型营养液。

市民李先生是手术后顺利恢复的病人，但是手术后营养状态很差，鼻子里面有一根营养管可以把营养液直接灌进小肠中，因此他不需要直接喝就可以吸收营养液。

市民张太太觉得短肽型的营养液非常难喝，一闻气味就想吐，她希望有一种口感十分好的营养液。

我们可以对号入座，看自己需要什么样的营养液。

那同样是整蛋白型的营养制剂，又该如何选择呢？我们只要简单记住每种营养液的侧重点即可。

首先，要看热卡数。前面提到的孙先生，每天还差 1200 大卡的热量，我们来算算他应该如何补充。

第一，热卡。每个营养制剂的后面都会有一个标签，说明 100克能产生多少大卡的热量。例如，每 100 克安素能够提供 450 大卡的热量，如果孙先生需要 1200 大卡的热量，就意味着他每天要补充 1200/450=260 克的安素，非常简单。

有的营养制剂热卡含量低，喝进去的反应也会小一些，不会出现过于燥热的感觉，但是相应的，需要喝得更多才能达到需要的热卡。相反，那些热卡含量高的营养制剂，喝很少的量就能达到能量需求，但是如果病人出现腹泻或者浑身燥热难以忍受的情况，可以更换其他种类，或者适当增加饮水量。

第二，看看这些营养制剂自己的"独门绝技"。

维沃：适用于重症代谢障碍及胃肠道功能障碍病人。

百普力/百普素：目前市场唯一的短肽型肠内全营养治疗制剂，主是为胃肠道功能障碍病人设计。

能全力：热量含量很高，专为液体摄入量受限或能量需求较高的病人而设计。例如，人非常瘦弱，但是每天又喝不下很多营养制剂的病人。

安素/全安素：营养含量均衡，并且不含乳糖，避免因乳糖不耐受而引起的腹泻。全安素是安素的新配方，营养更均衡一些。（糖尿病病人应选择益力佳，降低血糖波动。）

瑞代：糖尿病专用型营养产品，专门适用于糖尿病病人。

瑞能：专为肿瘤病人代谢设计的肠内营养产品，含有 ω-3 脂肪酸，是目前市场上唯一的"免疫增强型"营养制剂。

瑞高：适用于需要高蛋白、高能量、易于消化的脂肪以及液体摄入量受限的病人，特别是烧伤的病人。

瑞素：不含膳食纤维的肠内营养制剂，适用于需减少肠道内容物的情况。

瑞先：与瑞素相反，含膳食纤维较高的肠内营养制剂，能促进肠道蠕动。

在口服方式上，分为混悬液型和粉剂型。这两种在配方和效果上没有本质的区别，都含有人体所需的全部营养成分。从外科医生的角度来看，只要病人不排斥它的口味，能够很好地喝/吃进去，就算是成功的。所以可以给病人多试几种口味，千万不要一股脑儿买十几箱拖回家，结果病人吃不了，浪费了也可惜。

05. 只吃肠内营养制剂就可以不吃饭了吗？

这是绝对错误的。一定要知道，肠内营养制剂再均衡，也是根据最基本的需求配置的，永远不如食物所含的营养物质全面。其实，我们几乎可以测量出全部食物当中各种物质的含量，但不可否认的是，科学技术永远有自己的盲点和局限性，我们搭配出来的食物，仍然比不上天然的食物。因此，肠内营养制剂应当是一种良好的补充，而并非替代。况且中国美食那么多，要是活着没有办法享口福，那不是少了很多乐趣吗？

第三章

化疗病人的
饮食指导

第一节　刚手术完又要化疗，营养怎么补起来

"大夫，我爸这个必须得化疗吗？能不化吗？我怕一说化疗他就知道了……"这是很多病人家属的心声，有时候他们担心病人知道自己得癌的焦虑，远远超过了癌症本身给他们所带来的打击。

"大夫，我爸这身体，化疗他估计扛不住吧？"病人总是这样试探性地问我。这其实体现了病人对化疗的抵触情绪，化疗在他们的心中就是脱发、呕吐、生不如死、人财两空的根源。这种观念在国人当中是根深蒂固的，也许源自影视作品，也许源自坊间传说，因为很多病人家属并没有亲身经历过化疗，甚至没有亲眼见过。但是我们的影视作品特别爱把身患癌症作为悲剧的一种基本套路，然后用化疗的痛苦来彰显主人公的顽强和爱人不离不弃的陪伴。

在探讨化疗病人应该怎么吃之前，先来唠叨几句：到底该不该化疗呢？

01. 什么是化疗?

化疗就如同喷农药,农民伯伯喷农药的目的是杀虫子。可是虫子虽然和秧苗不同,但都是生物,这就面临一个问题:农药量小了,虫子杀不死;农药量大了,虫子和秧苗一起死。所以我们需要找到一个剂量,让虫子尽可能死,让秧苗受到的伤害尽可能小。但是,农民伯伯喷一次农药就够了吗? 不是,要一波一波地喷。等虫子长多了就喷死一波,所以才有了周期这个概念。农药是杀不干净虫子的,它只能将虫子的数量减少到最低。

化疗很少能够治愈肿瘤,只能最大限度地减小肿瘤的密度,抑制肿瘤生长。当肿瘤遍布全身的时候,化疗曾经是最好的选择,现在也是肿瘤治疗的主要手段之一。

02. 癌症到底需不需要化疗?

癌症不是一种病,而是一类疾病的合集。它至少包括两大类:

第一类疾病是对化疗不太敏感的癌,例如,肺癌当中的"非小细胞肺癌"(鳞癌、腺癌等),又如肝癌、肾癌、胃癌等,到目前为止,手术是这些癌症唯一的治愈手段,放疗、化疗、靶向治疗虽然能够控制病情,但是治愈率都非常低。

第二类就是对化疗非常敏感的肿瘤,例如,肺癌当中的小细胞肺癌、子宫绒癌、淋巴瘤等,这些疾病一旦确诊,最有效的治疗不是手术,而是全身治疗,也就是化疗。如果先手术,往往前脚切了、后脚又长，效果很差。

确定了肿瘤的种类之后，我们才知道这种癌到底需要不需要化疗；再确定分期，才能确定化疗方案。

癌症早期不需要化疗

如果是非小细胞肺癌早期，那么手术前和手术后都不用做任何治疗，有些家属甚至骗病人说是肺炎（我一般也就选择睁一只眼闭一只眼了），手术切完了就完了，最后病人也挺高兴，这是皆大欢喜的结局。对早期癌症，化疗没有任何作用，我们不会劝病人做没有意义的治疗。

癌症中期可能需要辅助化疗

如果是癌症中期，那么手术后可能需要辅助4个周期的化疗巩固一下。辅助化疗的意思是，手术已经达到根治癌症的目标，但是可能还有残余的癌细胞，或者血液里癌细胞的余孽尚存，用化疗可以让这些细胞彻底失去再生的机会。

这时候家属甚至可以和病人说，手术切干净了，再巩固巩固以后就不太容易复发了。从科学上讲，辅助化疗可以提高肺癌病人5%—10%长期存活的比例，而在乳腺癌当中这个比例可以提高20%以上，所以我们要根据病人的癌症分期和身体的实际情况酌情考虑。如果病人身体耐受，就鼓励病人坚持做完，如果耐受力不好，就寻求医生的帮助看是否需要减量或停止。

新辅助化疗

新辅助化疗的意思是，手术前先使用2—3个周期的化疗，让病变缩小，一方面可以让肿瘤的爪子缩回来（之前的肿瘤可能已经牢牢地侵犯了重要脏器），提高手术的切除率；另一方面我们也能够测试化疗的效果，看手术后是否需要更换比肿瘤更敏感的化疗方案。

解救化疗

对于癌症晚期，也就是肿瘤已经存在全身转移的病人，那就要以化疗作为主要治疗手段了。毕竟癌症哪里都有，切是切不干净的，全身治疗才是唯一的方法。

03. 化疗能不能扛得住？

这个真的是因人而异。

每个人对化疗的反应完全不同，有些人化疗效果很好，一点副反应也没有，而有些人化疗效果不咋地，吐得哇哇的。这是体质差异，没有办法提前预测。现在大部分的化疗药毒副反应并不重，而且化疗前后给的辅助药物可以很大程度上缓解化疗所带来的恶心、呕吐等不适反应。

我并不建议病人无休止地进行化疗，毕竟化疗是毒药，尽管这种毒药设计出来的目的是为了让病人获得更长的生命。至于病人能不能扛得住，我建议病人先给自己一个尝试的机会，不要武断地放弃化疗。

接下来我会给大家讲解预防和应对副反应的方法，以帮助各位病人更好地走过化疗这一关。

04. 手术完多久做化疗？

一般来讲，化疗开始的时间最好不要晚于手术后的 6 周。6 周之后才开始化疗，辅助的效果会逐渐减弱。最早开始的时间，就是病人能够正常饮食、正常生活的时候，如手术后 4 周左右。当然，这只是一个理想状态，我们通常遇到的都是十分尴尬的场景。我和大家讲一讲最有可能碰到的情况。

一种情况是这样的。病人刚刚做完手术，身体还很虚弱，饮食还没有完全恢复正常，也许每天只能喝粥吃面条，这个时候被告知："爸，您得的是癌症。"老爷子拎着的鸟笼子一下子摔到了地上。这时小辈扶着老爷子坐好，继续说："爸，医生说您还需要化疗。"老爷子一下子觉得天都塌了，还没有回过神来的时候，医生打电话过来说明天有床位，可以去医院住院化疗了。

这是很多家庭发生的事情，但其实每个家庭可以有更好的方法来处理这件事。如果确定好要化疗，又明知道病情肯定瞒不住病人，那可以提前一点和患者沟通好，并且给予病人充分的陪伴和生活上的照顾，让病人尽早进入状态。

我告诉各位，有时你们全力隐瞒病情，但真相往往是这样的。病人的儿女刚刚进来和我说："医生您可千万别让病人知道啊，他受不了。"但就在病人儿女走了以后，病人偷偷和我说："医生啊，我知道我得啥病了，您就当我不知道吧，别跟我孩子说了，我也装个糊涂，怕他们担心。"

要让病人有信心和决心做这件事情是很重要的。但有的病人根本不知道自己得了癌，更不知道自己做的是化疗，在白细胞最低的时候去冬泳、上菜市场买菜、出国旅游，这种事情可并不罕见。病人在外面出了各种各样的状况，那是我们最不愿意看到的。所以，一旦确定了要做术后辅助化疗，那么家属就要像照顾即将高考的学生、即将分娩的孕妇，或是即将上战场的士兵一样忙活起来，要尽快让病人的饮食回归正轨。

05. 要像备孕一样准备化疗

随着人口平均年龄的增加，癌症的发病率一直保持着稳中有增的趋势。从目前发达国家的数据来看，人一生当中患癌的概率超过了37%。也就是说，根据计算来看，一个三代的家庭当中，几乎必有一位癌症病人。

因此癌症以及化疗离我们一点也不遥远，它甚至就像我们总会迎来一个新宝宝一样，是中国家庭的常态。不同的是，病人家属会体验到人生在一刹那，所有的方寸和阵脚全部被打乱，所有的知识都要从头学起，它没有备孕时候的期待和从容，只有赶鸭子上架的匆忙和凌乱。但依然不能放弃任何的希望，病人家属乱了，家中患病的、最爱的亲人，也就乱了。

化疗和怀孕虽然一个令人悲伤、一个令人欢喜，但有些相似之处。它们都是对人体的一场巨大的考验，能扛过去自然跃过龙门，蜕变自我，迎来海阔天空。但也有些鸟儿会遗憾地在此折翼。

化疗的机理很简单，就是给人体输入一种细胞毒类的药物，简称毒药，让那些最活跃的肿瘤细胞凋亡。那么，什么样的正常组织和器官最容易受到损害呢？正是每天工作最繁忙的"一线员工"，比如胃肠黏膜的上皮细胞（呕吐）、头皮细胞（脱发）、骨髓细胞（白细胞降低、贫血等），所以化疗是一项伤敌一万、自损八千的治疗方法。

那我们就明白了，只有在自身的储备军队非常充足的情况下，我们才不会担心化疗对人体造成致命的伤害。我们可以通过摄入足够的营养为人体补充源源不断的后备军，只要癌细胞死得比正常细胞快，这场战役就胜利了。有些病人正是因为不在意营养，吃东西得过且过，变得虚弱，原本每21天一个周期的化疗计划，因为病人的身体不能承受，导致周期化疗的脱落，严重影响了化疗效果。

为什么民间都说怀孕的女生不能太瘦？因为在怀孕初期，孩子需要从母体内获得大量营养，而且这是孩子生长最关键的时期，对于叶酸、维生素和能量的要求都非常高。而这个时候也恰好是妈妈们最痛苦的时候，看什么都反胃、吃什么都想吐，有的妈妈刚刚想吃一样东西，等东西上桌了又开始跑厕所。所以这个时候，也恰好是妈妈们最容易出现营养不良的时候。此时妈妈们在怀孕初期储存在体内的营养就发挥作用了。那些储备的营养恰好成了小宝宝的第一桶奶粉，即使妈妈完全不吃，营养也基本够用。如果之前完全没有储备的、身材非常苗条的妈妈，就可能会因为食欲不佳、营养不良间接造成孩子的营养不良。

为什么我要把化疗和怀孕相提并论呢？因为我见过一封令人动容的情书。姑娘叫小司，她怀孕3个月的时候，突然发现父亲患肺癌。她陪同父亲来看病，父亲在我们科室做的手术。手术之后，我告诉小司，她的父亲病期有些晚，可能术后需要化疗来控制病情。小司告诉我，她已经做好思想准备了。

第二天，她找到我，交给我一封信，说是一封情书，但并不是给我的，而是给父亲的，问能不能先寄存在我这里。我很诧异地打开这封信，发现这真的是一封情真意切的"情书"啊。她写的是被父亲抚养长大的经历，以及希望和父亲一起努力的决心。她会把给孩子吃的高蛋白、高营养的食物，同时也做给父亲吃。父亲如果出现化疗呕吐的反应，她会用自己出现孕吐反应时的方法去帮助父亲。她愿意在十月怀胎之后，给父亲一个可爱的小外孙，也希望父亲能够重新获得一个健康的身体。

又过了几年，当她的父亲来找我复查的时候，我把那封信找了出来，交到了他的手中。他看到那封信时老泪纵横。是啊，一个新的生命给家里人带来的是无穷的欢乐，一场疾病却可能带来无尽的伤痛，但是新生和疾病都是人生当中不可缺少的环节。

"爸爸，感谢你在我人生当中的坚守和担当，我希望用我的一生去偿还您的恩情，也请您在我人生未来的重要时刻，不要缺席，加油爸爸！"

癌症和化疗绝不是人生的终点，更多的时候，它让我们理解了最重要的事情是什么，然后坚定地握紧他的手，不要放开。

第二节　从零开始学：化疗病人怎么补营养

"医生说的什么卡路里、抗氧化剂、欧米伽3都是什么意思？根本听不明白，只能默默点头，回到家还是一头雾水。"

"补营养，无非就是多吃嘛！"

"医生总说这个吃多少克，那个喝多少毫升，对于我们来说也太难了吧。"

既然决定了化疗，也明白营养对于一个病人来说有多么重要，下面我带读者了解人体重要的营养素，以及该怎么补才更有可操作性。

01. 蛋白质：癌症病人太缺蛋白质了

"蛋白质"这个名字，我们没有人会觉得陌生，因为人体几乎所有的组织和器官都是由蛋白质构成的。目前人体内已经发现且被命名的蛋白质有 2 万多种，大部分还不知道确切的功能，这些蛋白质组成了庞大的体系，能够彼此调节，携手发挥巨大的功能。我们在生活当中也会听到各种各样补充蛋白质的建议，"这个高蛋白你要多吃点""这是动物蛋白，那是植物蛋白""想补蛋白就得靠蛋白粉"。

那么这些到底是谣言，还是确有其事呢？

首先要知道，我们人体需要由蛋白质来负责生长、修复组织器官，并且保持我们的免疫系统处于健康的状态。人体缺乏足够的蛋白质时，人体会启动一种"拆迁"机制，对肌肉等富含蛋白质的组织进行一定的破坏，把蛋白质释放出来，供给人体最高的需求——活着。缺乏蛋白质会让人体从疾病当中恢复的时间显著延长，并且降低人体对于感染的抵抗力。

另外，肿瘤病人会比正常人更加需要蛋白质。一方面，肿瘤的生长需要大量的蛋白质，而且肿瘤是个会"偷电"的家伙，它会非常狡猾地从人体的血管当中偷出几根电线来偷偷供给它自身。因此，有的中老年朋友会发现自己莫名其妙地就变得"苗条"了，明明也没有少吃，也没有多运动，但是瘦得却非常快。一次，一位朋友觉得自己瘦下来了，焕发了第二春，在朋友圈晒身材，我这一看觉得不对劲啊，想提醒他去查一查。但是又想，别人正臭美呢，我这泼冷水的会不招人待见。最后我鼓起勇气，还是委婉地建议了一下，说医院刚好有优惠套餐，建议他做个体检。他到医院一检查，发现身体里面养出了个瘤子。我又一次"乌鸦嘴"了，虽然发现的也不算太早，但还好有得救。

瘤子吃掉人体的营养之后，人体自然就会相对地缺乏蛋白质了，从而免疫力下降，出现身体乏力的症状。这个时候，人体更需要补充充分的蛋白质，来保持足够的抵抗力。

美国癌症研究所推荐的优质蛋白质来源包括：鱼、家禽（鸡、鸭、鹅、鹌鹑）、红瘦肉（猪肉、牛肉、羊肉等）、鸡蛋、低脂奶制品、坚果或者干豆类、豌豆、扁豆以及豆制品。

人体总共有 20 种氨基酸，其中有 12 种叫作非必需氨基酸（不是必须通过食物补充的），并不是因为我们不需要，而是因为不同种类的氨基酸之间互相是可以转化合成的，只要身体有其中一种，就可以根据需求合成另外的 11 种。但是人体（对于成人来说）还有 8 种叫作必需氨基酸，也就是说，它们是我们必须通过食物来补充的，这些氨基酸我们人体恰好没法合成，必须要借助外来的食物才可以，所以这就要求我们的食物种类和来源要多种多样。

聪明的朋友就会问了，有没有哪些食物含有所有的氨基酸呢？没错，这就叫作完全蛋白质，这类蛋白质它既含有必需氨基酸，又含有非必需氨基酸，也就是可以提供人体生产自身可用的蛋白质所需的所有氨基酸，是高质量蛋白质，例如，牛奶、鸡蛋、鱼类、肉类。所以多吃这些食物，可以让你的蛋白质摄入从结构上得到保障。

最重要的问题是，吃多少呢？

曾经有个朋友问我，既然说肿瘤病人最可能缺蛋白质，那我使劲吃行不行？他不但是这么问的，还是这么做的。他告诉我每天除了吃 N 个鸡蛋以外，还要吃大量的蛋白粉来补充，问我这有没有什么副作用。我问他，最近小便泡沫多不多？他回忆了一下，重重地点了点头。

大量的蛋白质摄入，首先会加重肝脏和肾脏的负担，如果蛋白质摄入量过高，远远超出了人体的需要量，就会先从肾脏当中滤出去，当尿液当中含有大量的蛋白质时，就会像我们往池子里面倒牛奶或者豆浆，会起很多沫子，那也是蛋白质含量过高的表现。

蛋白质摄入量过高，还会加重身体各个脏器的负担，因为代谢所产生的废物"尿素氮"需要在肝脏当中合成尿素排出体外。如果尿素排出的速度赶不上生成的速度，人体就会出现燥热，并可能出现骨质疏松、动脉硬化等新问题。

我们的身体需要的蛋白质数量是有限的。一般正常人建议每天每公斤体重摄入蛋白质量是 1—1.2 克，《2013 版中国居民膳食营养素参考摄入量》推荐 18—50 岁的成年人，男性每天摄入蛋白质 65 克，女性每天摄入蛋白质 55 克。但是肿瘤病人因为还存在肿瘤消耗的问题，因此每天每公斤体重需要摄入 1—2 克。一位 60 公斤体重的病人，每天需要蛋白质的含量大约在 60—120 克，才有可能让病人抵挡住化疗的暴风骤雨。

首先给大家看一个表格（见表 3-1）。

表 3-1　常见食物的蛋白质利用率

食物	100 克食物内蛋白质含量（克）	蛋白质纯利用率（%）
鸡蛋	12	94
牛奶	4	82
鱼肉	20—25	80
糙米	8	70
肉和禽类	19—31	68
干黄豆	36	60（豆制品可达 80）

假设我们吃了 100 克的鱼肉（2 两），那么蛋白质的摄入量就可以按照如下的公式进行计算：

蛋白质摄入量 = 20（100 克食物内蛋白质含量）×80%
（蛋白质纯利用率）

也就是摄入 16 克蛋白质，大约吃半条黄花鱼即可。

类似的，我们中午如果吃 2 两鱼肉、2 两米饭、2 两黄豆芽、1 两鸡胸肉，那么你可以获得的蛋白质含量就是 16+5.6+10+8.5=40.1 克，一顿中午饭基本就达到了最低需要量（60—120 克）的一半以上，再加上早饭和晚饭，以及中间的加餐，是不是一点也不难呢？

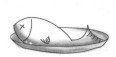
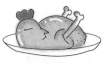

1个鸡蛋：6克 2两米饭：5.6克 100克鱼肉：16克 100克鸡胸肉：23克

100克黄豆芽：10克 一小把花生：6克 100克豆腐：8克 一个面包：7克

图 3-1 常见食物到底能补充多少蛋白质

但难就难在，化疗当中的病人也许不是每顿饭都会有胃口。所以我总是和很多病人讲，其实你再多吃一点点，该有的就都有了。每一餐你尽可能把所有的菜都吃全，在难受的时候再坚持一下，你会发现你的康复就会出现意想不到的效果。

第二个问题，肿瘤化疗病人，补充动物蛋白好，还是植物蛋白好？

动物蛋白质一般是"完全蛋白质"，因为动物和人体的结构最为相近，所以组成的氨基酸种类也大致相同，特别是含有人体所有的 20 种必需和非必需氨基酸。人类作为肉食动物，是有生理基础的——我们吃肉觉得香，正是因为我们的味蕾让我们觉得香，因为身体更需要这类蛋白质，才便于吸收。因此单纯从摄入蛋白质的角度，我们为动物蛋白质疯狂"打 call"。

但是植物类食物当中也富含大量的蛋白质，如黄豆、豆腐等，但是诸如绿叶蔬菜等食物的蛋白质含量就非常低了。同时，由于人体吸收植物内营养的能力不如食草类动物，肠道内缺乏相应的微生物来帮助我们消化和转化植物蛋白质，因此植物类蛋白质的天然吸收率（大约70%—80%）要低于动物蛋白质（大约94%—99%）。

那现在我们知道，当身体缺蛋白质的时候，补充动物蛋白质人体会更全面更好地吸收，这意味着我们只要吃肉就可以补充蛋白质了吗？当然不是。如果人只吃肉，用中医的话讲，非常容易"上火"。动物肉类食物虽然蛋白质含量高，但是脂肪含量也高，同时缺少人体肠道消化所必需的膳食纤维。

因此，我们才倡导膳食均衡。我们需要知道哪些植物当中富含蛋白质，这样的话，我们可以把植物蛋白质和动物蛋白质很好地结合起来。肿瘤病人因为对高蛋白质有需求，每天的蛋白质来源可以一半来自动物蛋白质，一半来自其他，简单来说，就是先往嘴里夹块红烧肉，再往嘴里放一块豆腐，美味和营养都不辜负。

推荐饮食：

早:1个鸡蛋，1碗小米粥，2—5两面包/油条/包子。

午:2两鱼肉，2两米饭，2两瘦肉，蔬菜若干。

晚:2两米饭，2两瘦肉，1两豆子/豆制品，蔬菜若干，坚果若干（核桃、松子、榛子等）。

02. 碳水化合物：越吃癌细胞长得越快吗？

"碳水化合物"是我们最耳熟能详的词汇之一了，想到它，可能我们第一个会想到的就是，热量！年轻的姑娘要喝低碳水化合物的饮料，要长肌肉的小伙子要摄入高碳水化合物的食物，碳水化合物作为我们日常生活"燃料"的基石，似乎没有什么可说的。

但越简单的事情，谣言就越多。一个病人本来手术做得好好的，听了家里亲戚的一通歪理之后，选择戒掉碳水化合物，不吃主食，硬是在化疗的时候直接被感染的风暴卷进了死亡的深渊。

这一切都源于一篇很古老的研究，早在上世纪 50 年代，一位名叫奥托·瓦勃的科学家发现癌细胞在代谢的过程中，和正常细胞有一个关键的差异：健康细胞通过线粒体的一系列反应产生能量，但是癌细胞似乎能够通过更直接的反应，直接用吸收的葡萄糖供能。于是聪明的科学家提出了一个观点，癌细胞更喜欢糖，它利用脂肪和蛋白类食物产生能量的能力更弱小。

这在当时是一个引起轰动的试验，直接导致了无数人扑到抗癌的研究当中去，似乎只要采用"生酮饮食"的方法就可以治疗癌症，美国总统也宣布了 21 世纪一定能够攻克癌症。但是现实是残酷的，没有一项研究可以证实，停止摄入糖就可以治疗癌症，甚至连癌症病人的生存期也没有改变。类似的研究一直到近年来也有人在不断地尝试，但是仍然没有确切可信的证据。更多的还是江湖传言，此起彼伏、延绵不绝。

我们要想真正地理解碳水化合物，首先要知道"碳水化合物"这个名词的意思——某种物质最终能够被简化成若干个碳和若干个水分子的形式，也就是（CH_2O），而小朋友们最爱吃的糖，还有我们每天吃的淀粉，都是碳水化合物当中最著名的一种。

碳水化合物的主要来源：

淀粉来自薯类、豆类、谷类；

果糖来自水果、蜂蜜等；

蔗糖来自甘蔗、蜂蜜等；

乳糖来自奶及奶制品等；

海藻糖来自食用蘑菇等；

纤维素包含在所有植物（如小麦制品等）中；

半纤维素来自小麦、黑麦、大米、蔬菜等。

吃淀粉和吃糖有什么不同？对于癌症病人，特别是对于化疗病人而言，尤其是对于有糖尿病的化疗病人而言，我们来划个重点：吃淀粉是对的，吃糖是绝对不鼓励的。

既然淀粉和糖都是碳水化合物，那么二者谁提供的能量更多呢？这就像小学生经常考的那个问题：1公斤棉花和1公斤铁哪个重？其实碳水化合物的能量计算非常简单，1克碳水化合物能够提供4大卡的热量，也就是说，如果每天吃掉300克（6两）的碳水化合物，一个60公斤体重的人基本就能够长期生存了。

对于淀粉和糖来说，100克糖含有99%的碳水化合物，而100克米只有78%左右是碳水化合物，理论上糖提供的碳水化合物似乎还多一些，那么为什么我还是不建议吃糖呢？并不是因为糖提供的碳水化合物不够多，而是不适合。

为了弄明白这个，有一个词我们就必须要弄明白，它叫作升糖指数。它指的是食物吃进去之后，短时间内提高血糖的能力。淀粉像涓涓细流滋润人的身体，糖则像在体内打出了一发能量核弹，为了降低核弹的影响，胰腺疯狂地加工胰岛素到筋疲力尽，肝脏拼命地把葡萄糖合成肝糖原储存在肝脏当中。长此以往，问题也就来了。肥胖，糖尿病，癌症，都会接踵而至。在美国癌症研究所的官方网站上，也明确写着"少吃甜食，容易致癌"这一条，就是因为甜食会促进肥胖，而癌症，超级喜欢胖子。

化疗当中的病人，特别是糖尿病人，就更不建议吃甜食了。甜食带来的血糖增高会使人体成为一个蜜罐子。本身化疗当中的病人白细胞就有可能偏低，这个时候的人体简直是细菌的最爱，营养含量又高，抵抗能力又低，不找你找谁？

既然说癌细胞喜欢糖，碳水化合物还能多吃吗？目前没有任何的研究表明减少碳水化合物的摄入能够降低肿瘤生长的速度，或者提高肿瘤病人的生存时间。相反，因为碳水化合物摄入不足所导致的免疫功能低下，却造成了很多病人化疗中断，从而使肿瘤过早地复发。真正的饥饿疗法并不是让病人不吃，而是通过阻断癌症组织的供血血管，让癌组织缺氧坏死。人不吃就只有一个结局——死在癌症消失前。

　　不少病人因为担心癌细胞长得太快而减少饮食，我经常会给他们讲一个基本的道理：已知化疗能够增加治愈的机会，哪怕只有20%，丢开明确的20%不要，而选择有明确证据证明无效的禁食，这不是本末倒置吗？所以，吃好是关键，会吃更重要。

03. 脂肪：没有不能吃，只有不会吃

　　有人会说，脂肪不就是油吗？肯定要少吃啊，多吃油那不是更胖了？心血管风险也高，肿瘤风险也高。所以很多病人在手术之后相当一段时间里都不碰油。特别是肺癌手术之后，因为淋巴液渗出的问题，医生会让病人少油饮食一段时间。

　　有一次，一位病人来找我复查，说已经手术后2年了，还是一滴油不敢吃。我问了才知道，原来出院的时候同事和他说最近少吃点油腻的，结果他不清楚到底什么才算是"最近"，索性就一点油不沾，家里做菜都是用煮和蒸的，他也不吃鸡蛋，也不敢吃面包。完全没必要。脂类食物对于癌症病人而言并不是致癌因素，恰好相反，脂类食物有的时候还是抗癌神器！

　　脂肪在人体的营养当中扮演着重要的角色，脂肪和油都是由脂肪酸构成的，是食物能量当中三大基石（蛋白质、碳水化合物、脂类）的中坚力量。如果说人体是一辆车，那么蛋白质就是酒精（4大卡/克），碳水化合物也是酒精（4大卡/克），脂类就是超浓缩汽油（9大卡/克）。

我们都知道，人一天能够吃的东西是有限的，特别是化疗的病人，他们更需要用最少的饮食吃到最多的能量，因为他们每天只有很少量的饮食空间，大部分时候也许会在呕吐当中度过。光吃碳水化合物，达不到一天所需要的能量，但也许你稍微加一点点油，所需要的能量就能够达到了，毕竟谁都知道，烧油比烧酒精要好使得多了。

脂肪除了提供能量以外，还有很多作用。人体能够把摄入的脂类物质打破成脂肪酸，并且储存在体内的脂肪细胞当中，在肚子里面形成像快递里面防撞泡沫一样的被子，盖在腹腔内脏器的表面，起到缓冲作用。同时脂蛋白还是非常优秀的快递员，可以运输那些不溶于水但溶于脂的重要维生素。所以脂肪并不单纯是减肥时候的敌人，它也是我们重要的朋友。例如，在减肥人群当中，大家都知道一味地不吃饭是不行的，你把减肥所必需的"能量"和"原料"都丢掉了，哪有力气减肥？

脂肪里面，有好人也有坏人。那些会让你变胖，会阻塞在你血管当中的脂肪，主要是饱和脂肪酸和反式脂肪酸，是要减少摄入的，而另外那些负责搬运走沉积在身体各个地方的脂肪的清洁工，是需要加强摄入的，例如，单不饱和脂肪酸和多不饱和脂肪酸。

单不饱和脂肪酸：主要从食物油当中获得，如橄榄油、花生油、菜籽油等。

多不饱和脂肪酸：主要在葵花子油、玉米油和亚麻仁当中获得，另外，它在海产品当中的含量也很高。

说多不饱和脂肪酸是癌症病人的神药也不为过。虽然这一串术语我们很难理解，但只要一说帮助宝宝进行智力发育的 DHA，大家就能明白了，原来脂肪也有好东西。

对于癌症病人来说，最关键的营养物质莫过于这类 ω-3（欧米伽 3）系列脂肪酸了，包括 α-亚麻酸（ω-3）、DHA 和 EPA。科学家发现 ω-3 多不饱和脂肪酸可以显著地抑制肿瘤的生长和转移，他们分别给长有肿瘤的实验老鼠投喂三种食用油，发现相比于食用猪油组，食用 α-亚麻酸的一组老鼠身上的肿瘤明显被抑制了。研究发现，这有可能是 ω-3 系列脂肪酸能够调节人体的免疫功能，激发淋巴细胞和巨噬细胞的功能。因此一些免疫加强型的肠内营养液当中，加入的正是 ω-3 这种成分。人类学家从一些化石当中寻找的证据可能提示，在人类的起源和演化当中，脑容量急剧扩张，智力快速增长，从而让人类演化到生物链顶端的时期，也许是从生活在海边的原始人类当中开始的。

其实，这种好东西离我们并不遥远。随着生活水平的改善，食物的获取已经不存在太大的地域差异，如，深海鱼、亚麻籽油等食物当中都含有大量的 ω-3 多不饱和脂肪酸。

饱和脂肪酸：主要是在动物肉和家禽肉类当中存在，全麦或者低脂牛奶、芝士和黄油也是其主要来源。一些植物油，如椰子油、棕榈仁油也是饱和脂肪酸。饱和脂肪酸能够显著提高胆固醇水平，增加心血管意外的风险。目前指南要求人体每天从饱和脂肪酸获取的能量应小于 10%（其实也就是一天最多吃一个冰激凌甜筒）。

反式脂肪酸：主要是当植物油被加工成固态时产生的，如人造黄油或者起酥油等。另外在膨化食品类的零食、油炸食物和乳酪类产品当中，由于植物油的部分氢化也会产生大量的反式脂肪酸。人体正常代谢反式脂肪酸的速度一般是51天，代谢速度非常缓慢，因此反式脂肪酸导致肥胖的能力是普通脂肪的7倍。因此，国际的指南要求很明确，对于反式脂肪酸，能不吃就不吃。

反式脂肪酸在中国多见于反复使用的食用油，为了节约成本，一些商家会反复用一桶油来制作油炸肉串和炸鸡等食物，而且之前用的油也一般不是橄榄油，所以这类食物对于人来说是要减少摄入的。这也提示我们大家在炒菜的时候尽量多使用橄榄油等。

04. 三大营养素的合理配比

在每一样食物当中，都会或多或少含有这三大营养物质——蛋白质、碳水化合物和脂肪，只是比例不同而已。例如，淀粉主要以大量碳水化合物和少量蛋白质为主，而牛肉当中蛋白质含量较高，含有中等量的脂肪和中等量的碳水化合物。

但为什么有些人一直吃肉，就是不长肉？其实，人体吸收三大营养素的本质是为了吸收能量和蛋白质，之后便可以用这些蛋白质作为材料，用能量作为燃料，去合成自身需要的营养物质。所以我们一般会减少蛋白质作为能量的消耗。打个比方，我们想要做一道菜——烤五花肉，这个时候突然发现煤气不够用了，于是我们只好拿出一半的五花肉熬油去烧火，另外一半五花肉做成菜去吃。这在无形当中就损失了一半蛋白质。

营养吸收也是一样，例如，在早餐当中，很多人选择喝牛奶、吃鸡蛋，但是不吃小米粥、面包等主食，这就导致这些牛奶和鸡蛋当中有相当一部分的蛋白质是被浪费掉的。在营养吸收当中，我们希望蛋白质不承担或者少承担能量供给者的角色，而是把原料的作用发挥到最大。

这就要求我们用碳水化合物和脂肪来供能，这两者的比例一般在碳水化合物：脂肪 1：1 到 3：2 之间，而对于肿瘤病人，我们前面提到过，碳水化合物相对脂肪来说更容易被癌细胞吸收，因此指南推荐这两者的比例为 1：1 即可。

什么才算是 1：1 呢？我们举个例子，一个 60 公斤重的人，每天需要 1500 大卡的热量，那么需要 750 大卡由碳水化合物构成（188 克），大约是 4 两米（注意是纯米，换算成米饭的话，大概需要 4 小碗），另外 750 大卡由脂肪组成（83 克，大约是 3 两猪肉，或者 1 两半花生）

（见图 3-2）。

病人朋友不用特别注意该怎么去配比，只要正常地饮食即可。注意好主食、脂类和蛋白质的均衡，你的肠

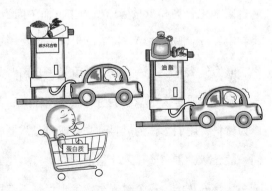

图 3-2　三大营养物质的能量关系，尽量让蛋白质不产能，多用于建设

道非常聪明，剩下的事情它统统都会帮你搞定。

05. 水：不但要好好吃，更要好好喝

水对于人体健康来说是至关重要的，特别是对于化疗当中的人群，有时候喝比吃还要重要，因为少一顿饭人并不会怎样不舒服，但是喝水不足，再加上腹泻、呕吐造成人体大量体液丢失，就会使人因为脱水而出现生命危险。

当人体发生脱水的时候，有经验的家属应当立刻帮助病人寻求医疗帮助，及时补充液体和电解质可以使机体迅速恢复。虽然人可以通过食物进行水的补充，但每个成年人每天至少要喝 8 杯水来保证体内细胞的基本需求，因为水是细胞活动和代谢的基础。

为什么说化疗的时候，既要吃，又要喝？有些化疗方案会要求水化，意思就是大量地补充水分。这是为什么呢？我们首先要了解一下化疗为什么要一个周期一个周期地做。

我们还是把化疗理解为农药杀虫子，虽然我们知道虫子比正常的秧苗更害怕农药，因为虫子比正常的秧苗更喜欢"生娃"。当农药超过一定的浓度后，我们没法再杀死更多的虫子，因为农药只能杀死正在"生娃"的虫子，但是过高的农药浓度对正常秧苗也会造成不可逆的损伤。所以我们会等待一段时间，等待剩下的这些虫子再开始"生娃"的时候，再用农药来杀一波，这就是化疗周期的意义所在。

所以我们每次的农药只要给到了一定的剂量，达到药效就足够

了，给得再多也没法达到更好的效果，但是它会给肾脏带来巨大的毒性。所以这个时候，人体需要大量地摄入液体来促进排尿，把这些对身体有害的毒药全都排泄出去。因此，我们在进行化疗的时候（主要是铂类药物，如顺铂、卡铂等），医生不但要给病人输入大量液体，也会嘱咐病人自己多喝水。这个时候千万别以为多喝水只是一种安慰，而是一定要抱紧自己的暖壶，使劲喝水，使劲上厕所才好。一般情况下需要喝多少呢？大约两个暖壶吧。一天内的液体总量（含输液）最好在3000—4000毫升。因为人体排尿的同时会带走一些离子，所以病人喝的水中也可以适当加入一些橘子汁、橙汁、脉动等饮料，适当补充一些电解质。

有些人化疗之后，肿瘤缩小得非常明显，也没有明显的副反应，能接受更规范的治疗，也有些人效果不咋地，副反应一大堆，也许就是水没有喝到位的缘故吧。作为家属，我们能够做的就是记录好病人的出入量。把病人每天喝的水，吃的东西（如粥、面条的量，按碗计算）全部记录下来，交给护士计算入量。出量主要指尿量，一般医院的厕所都有可以计量的尿壶，可以尿在尿壶当中记录下来再倒掉。

为什么要计算出入量呢？对于中老年人来说，一次性输入大量的液体，如果排尿量不足，连续几天下来，可能会增加身体里面的血容量，对心脏是个不小的负担。所以每天最好保证病人出量和入量的平衡。病人家属能做的，就是把出入量计算好，如何平衡的问题可以交给医生。

化疗的病人还能喝酒吗？既然要多喝点，那喝点酒行不行？目前已经有明确证据证明饮酒与这些癌症脱不开关系：口腔癌、喉癌、食管癌、肝癌、乳腺癌等。在癌症病人当中，酒精的摄入能够显著增加新发癌症和癌症复发的风险。

研究发现一项很有意思的现象，酒精可以提高人血液当中雌激素的水平，理论上讲，这能够增加部分雌激素受体阳性的乳腺癌病人复发的风险。另外一项研究表明，酒精可能对于肥胖的女性病人造成的伤害更大。

在化疗期间，请病人们一定管住自己的嘴，千万不要喝酒。我们都知道，酒精主要是在肝脏中代谢的，但是一同在肝脏进行代谢的还有化疗药。所以如果酒精占据了一部分肝脏的功能，那么有些毒素就不能及时地被代谢和排除。同时，酒精对肝酶的竞争也可能导致人体不会很好地发挥抗癌药物的效果。

另外，即使很小量的饮酒也可能会刺激或者加重口腔溃疡，如果你有口腔溃疡的话，就更不要饮酒。

06. 维生素和微量元素：化疗中，不得不补的维生素

我们的身体其实只需要非常少量的维生素和矿物质来保证正常的生理活动，而且它们大部分在天然的食物当中都能够获得。当下有非常多的保健品打着补充维生素和微量元素的旗号，把这些东西提取出来，压成药片再以高昂的价格卖给我们。其实，一个人只要饮食营养均衡，每日补充充分的能量和蛋白质，一般情况下都可以

获得充足的维生素和微量元素。但是在化疗中的病人，有的时候可能没有办法做到均衡饮食，特别是当化疗副反应出现的时候。这个时候，我们会建议病人除非完全吃不下饭，正常情况下，可以用一点点的胃来消化这些浓缩了维生素的药片进行额外的补充。当病人几个月都没有正常饮食的时候，一定要告诉医生，查一查是否已经出现了严重的维生素和微量元素缺乏的情况。

很多人虽然选择了去吃大量的维生素和微量元素保健品，但事实上他们并不知道的是，大量的保健品也许反而使得他们的化疗效果不如别人。就算是要吃，也一定要记得每天的补充上限不可以超过人体的每日需求量，任何事情都是过犹不及的。

当然，有一种化疗方案是必须要补充维生素的，那就是当采用培美曲塞这个药物时（用于肺腺癌的一线药物），不但需要补充维生素 B12，还要同时补充叶酸。由于培美曲塞是一种叶酸的拮抗剂，也就是它会对抗叶酸在体内的作用，所以对于叶酸参与的骨髓增生也同样会抑制得非常严重。所以培美曲塞更容易造成病人出现骨髓抑制，如白细胞、血小板降低等。因此，为了减少对正常细胞的毒性反应，特别是 3、4 度中性粒细胞减少及口腔溃疡等非血液学毒性，使用培美曲塞治疗必须同时服用低剂量叶酸或其他含有叶酸的复合维生素制剂。

叶酸片该如何服用？

第一次给予培美曲塞治疗开始前 7 天至少服用 5 次日剂量的叶

酸，整个治疗周期一直服用，在最后一次培美曲塞给药后 21 天可停服。病人还须在第一次培美曲塞给药前 7 天内肌肉注射维生素 B12 一次，以后每 3 个周期肌注一次，以后的维生素 B12 给药可与培美曲塞用药在同一天进行。叶酸给药剂量：350—1000 微克，常用剂量是 400 微克；维生素 B12 剂量 1000 微克。

因此我会建议病人在化疗开始前 1 周就口服一些产品来补充叶酸和 B 族维生素。

硒元素到底要不要补？

有很多病人拿打着补"硒"旗号的保健品来找我，说是之所以得癌症就是因为缺少这个元素，多补充就能不得癌。医学教科书上提到过，河南林州市等区域是食管癌好发的地区，因为这个地方缺乏硒元素。但是这是我们在土壤当中发现的差异，充其量只能作为一条线索，事实上我们需要更直接的证据：到底补充硒元素能否预防肿瘤？这个问题，并没有得到解答。

2014 年的一篇研究总结了 55 篇大型的随机对照研究，统计了超过 110 万个临床数据，虽然分析发现在亚组当中，硒元素水平的高低（血浆中或者指甲中测得）与某些特定类型的癌症相关，如胃癌、膀胱癌和前列腺癌等。但是综合来看，目前没有任何证据可以证实，补充硒元素可以降低癌症的发病率、死亡率和复发率。

本来癌症化疗的病人就已经吃不下多少东西了，就千万别让他们的胃再因为这些没有意义的补剂而浪费空间了，给胃留点空间，吃个鸡蛋都比这些有用得多。

07. 膳食纤维：少了多了都不好

膳食纤维是什么？膳食纤维也是碳水化合物的一种，只不过这种碳水化合物是从植物当中获得的。人类不像食草动物一样，没法消化这些食物，所以用老百姓的话讲，就是怎么吃进去怎么排出来。

膳食纤维分为可溶性的膳食纤维（如燕麦麸）和不可溶性膳食纤维（如全麦类食物）。可溶性纤维能够通过降低胆固醇的水平来帮助人降低心脏病的风险，不可溶性的纤维主要作用是帮助我们改善肠道功能。豆子、蔬菜、全麦、核桃和水果都是很好的膳食纤维来源，这些富含膳食纤维的食物同时还含有大量能够降低癌症风险的营养成分。

吃好蔬菜和水果。蔬菜和水果的摄入可以降低癌症复发的风险。

在大多数研究当中，进食更多的蔬菜和水果都与降低肺癌、口腔癌（嘴）、食道癌（连接着嘴和胃）、胃癌和结肠癌密切相关。近期的研究也提示，加强蔬菜的摄入可以降低这些癌症的复发风险：肺癌、乳腺癌和卵巢癌等，但是具体原因尚不明确。因此研究机构推荐，增加蔬菜的种类，每天换着吃，不失为一个好办法。

目前，中国营养学会颁布的《中国居民膳食指南》中建议每人每日应摄入 300—500 克蔬菜，也就是 1 斤蔬菜。虽然 1 斤听起来很多，但是做过饭的朋友们都应当知道，这些蔬菜炒出来也就是一整盘的量而已。但是朋友们也要记住，吃菜也不要超过食物总量的一半，因为过多地摄入膳食纤维会影响碳水化合物和蛋白质的有效吸收！

深色蔬菜要多吃

根据颜色，蔬菜可以分为深色蔬菜和浅色蔬菜，深色蔬菜主要是指深绿色、橘红色、红色、紫色蔬菜等。深绿色蔬菜主要包含叶绿素，如菠菜、油麦菜等；橘红色蔬菜主要包含β-胡萝卜素，如胡萝卜；红色蔬菜主要包含番茄红素，如番茄、红辣椒等；常见的紫红色蔬菜有红苋菜、紫甘蓝。

我们选择深色蔬菜，不只是因为它们富含的营养成分，更是因为这些五颜六色的蔬菜特殊的色彩、风味和香气本身就可以让化疗的病人心情愉悦，食欲大开，病人能吃、爱吃，有时候比什么都重要。

选择新鲜应季的蔬菜

现在的大棚种植让我们摆脱了只能吃应季蔬菜的限制，在冬天我们也可以吃西瓜，夏天也可以吃大白菜，已经不是什么新鲜事。但是很多营养物质在应季的食物当中含量更为丰富，例如，冬季的番茄维生素 C 的含量远低于夏季。而且，应季的食物口感更佳，是病人最好的选择。

蔬菜在远距离运输、冷冻和储存的过程中都会损失大量的维生素，如果又在家里放了几天，再加上不正确的烹饪方法，真正被人吃进去并吸收的维生素含量就少之又少了。另外，也有研究报道，放置时间过久，开始出现腐烂的蔬菜当中，亚硝酸盐的含量也可能会上升，这也是癌症病人要坚决远离的。

最好选择不带皮（去皮）的蔬果

化疗当中出现白细胞降低的病人，这个时候如果生吃蔬菜水果的话，最好要吃不带皮（或者说可以去皮）的，如香蕉、橘子等，减少洗不干净所造成的肠道感染等情况的发生。

那么有朋友就要问了，我只吃素能降低癌症的复发吗？在前面手术当中也已经提过了，很可惜，并不能。目前虽然有很多素食者，但是没有任何证据证实这些"食草动物"的癌症复发风险低于"食肉动物"。素食主义的病人可能会通过食物获得低脂、高纤维素的饮食，从而让人苗条，但是即使是素食主义者，我们也建议在化疗期间不要纯素，少量进食一些蛋奶类的食物。因为仅仅从植物蛋白当中摄取的营养物质也许并不能为你的化疗保驾护航。

08. 抗氧化剂：好东西都在食物当中

抗氧化剂包括维生素 A、C、E，硒和锌元素，另外还有类胡萝卜素（例如 β - 胡萝卜素）等，这些非常不起眼的小玩意儿能够完成一个重要的使命。

随着情绪紧张、炎症损伤等因素，人体受损伤的部分会释放出一些氧自由基来，目的是为了聚到炎症区域招募一些打手——炎症细胞——来修复这些损伤，但是这些氧自由基实际上也是癌症发病的凶手。这些氧自由基就好像亮出了獠牙的毒蛇一样，随便咬在身体的哪个部位，毒液就可以使附近细胞的 DNA 发生变异，从而增加细胞癌变的概率。那么这些抗氧化剂的作用也非常简单，它们可以合成一些保护罩，套在这些毒蛇的獠牙上，让它们没有能力造成破坏，这就是抗氧化剂被传为抗癌神药的原因。

既然抗氧化剂这么厉害，那么普通人怎么获得呢？其实，你只要每天摄入大量的蔬菜水果就可以了，例如，蔬菜当中的番茄红素等都是非常好的抗氧化剂。至于保健品方面，其实人只要能够吃好饭，就不需要任何保健品，如果吃不好饭，吃保健品也补不过来。正如美国癌症研究所的官方建议一样，我也反对病人常规服用各类保健品。如果病人坚决要吃一些，或者家属坚决要买一些表心意的话，顶多吃一些复合维生素的保健品即可，否则只是白花钱。

第三节 化疗期间可以吃中药调理吗

01. 在抗癌这件事上，中医并没有想象中那么万能

如今，肿瘤已经成了一种慢性疾病，我们在漫长的治疗、复查的过程当中，完全没有进过医院大门的人逐渐熟悉了医院的各种流程，甚至各种门道都越来越清楚。大多数病人慢慢都能总结出自己的一套癌症治疗理念来，正所谓久病成医。但是这种理念和理解，可能和古人十分相似，无非是用自己熟知的事情，去理解那些很难解释的事情，比如概率。

我常常在讲课的时候对学生说，我不信神，但我信"命"。很多学生都会不解，说这个老师怎么还信命啊，他不是一个信仰无产阶级唯物主义的老同志吗？其实啊，我说的"命"，就是咱们科学当中的"概率"。

每当病人问我"我这个病能治好吗"的时候，我总是说："我

不敢保证。10个和您一样的早期肺癌病人，我一定能治活8个到9个，让他们完全治愈，安安稳稳过后半辈子，但是也一定有1个到2个，不管我多努力、多尽心，也阻止不了他癌症的复发和转移。"因为这是客观的概率，是科学发展到今天的局限性，即使科学继续进步，这个概率可能降低到1/100甚至1/1000，但依然会存在医学解决不了的问题。医生只能治病，但是并不能改天换命。

而中医是陪伴我们的祖先几千年走来的医学，它的确有自己的知识体系，而且融入了我国的饮食、环境、人文和哲学，让我们能够理解自己的身体、生命和健康，是非常重要的一门学问，只是我不习惯用科学去称呼它，我觉得中医更接近哲学而非科学。

但是，在抗癌这件事上，中医也许并没有你想象中那么万能。

中医的发展并不是一个人拍脑门想出来的玄学，它也像西医一样，先是进行了"一期临床试验"：健康受试者体验药物的有效浓度——神农尝百草；然后是"二期临床试验"：小部分病人实验药物发现有效；最后是"三期临床试验"：全天下都说有效——推广并记录在药典当中，成为所谓的祖传秘方。因此，中医的理论体系更适用于我们这几千年来最常患的疾病，如伤风、肾虚等，甚至用现在的疾病很难去直接翻译，例如，中医的"肾"也并非我们解剖学意义上的"肾"。

所以既然此"肺"非彼"肺"，此"肾"非彼"肾"，那肺癌和肾癌在中医的历史上又是怎样研究的呢？回答：没有研究。中医近一二十年来才开始介入治疗肿瘤。原因很简单，古代的人基本活不到患癌的年龄就去世了。古代也没有发达的解剖学，因此很多肿瘤病人可能因为一次肺炎或者肠梗阻就"寿终正寝"了。没有大量的病例积累，没有充分的治疗可以去尝试，又怎么谈得上治疗体系呢？

西医的"肿瘤学"在中国也是走过了漫长的道路，才最终被大家认可和接受的。

从 20 世纪七八十年代开始，中国老百姓开始认识到西医的科学性。一部分肿瘤病人进行了外科手术，随着成功的例数不断增加，人们逐渐发现，有些病人居然能被治愈了，几十年还都能活得好好的，癌症不再是传说中的绝症了！

但是那个时代的人认为，如果医生说"手术治疗"，就说明能治愈；如果说"化疗"，那就说明肯定是治不好的。我的老师——外科学的泰斗——曾经讲过一个笑话：在门诊的时候，如果病人看他非常不耐烦地说："手术！"就非常高兴；如果他非常温柔地看着病人，给病人讲了很多道理，甚至很多安慰的话，那八成就是没戏了。当时的医疗确实是这样一个状态，手术几乎是唯一的治疗模式，人们意识不到综合治疗的重要性。

21 世纪后，人们越来越意识到，除了手术之外还有相当多的治疗模式，也认识到化疗并不意味着没治了，化疗可以作为一种辅助手段，甚至可以在手术之前让肿瘤缩小，提高手术的治疗效果。人们开始接受化疗。这个时候，也恰好是莆田系的中西医结合医院大量崛起的时候，电视里充斥着大量类似的广告，基本台词都是一样的——中西医结合疗效好。

02. 中西医结合，真的是 $1+1>2$ 吗？

不见得。

有句话说得很有道理，在治病方面，病人总会把成功归结为自己的努力，而把失败归结为医生的失误或者科技的落后。有的时候，恰恰是当病人问我们"有什么注意事项"的时候，我们说得太少了，太客观太科学了，反而让病人无所适从。而一些人刚好乘虚而入，用一些过度宣传的药品来忽悠病人。

前面说过，中医在抗癌方面并没有过多的积累，更重要的是，无法形成能够被西方医学或者科学认可的论述性文章，难以进行可靠的重复，因此目前仍然只能作为必要的辅助。如果在这个时代患了乳腺癌还是义无反顾地坚持中医，那么作为读者和作者，我们可能还是需要在这里友好地告别。

为什么呢？是因为国际上反中医，抵制中医吗？当然不是，屠呦呦老师抗疟药物的中医转化研究做得就非常成功。但那是通过中医药提取物进行的系统科学研究，并不代表任何形式的中药都可以治疗任何类型的疾病。

你以为的中医，真的不一定是中医。有一个故事曾经让我非常震撼，从那时候开始，我才建议病人去正规的中医院看病，因为如果不建议他们去正规的地方，一些骗子的所作所为超乎想象。

有位女病人看了我的门诊，她是个非常早期的肺癌病人，已经穿刺确诊了。本来我看她才四十出头，准备尽快收她住院做手术的，结果她和家里人一商量，决定先吃一段时间中药再来做手术。我和她做了很长时间的思想工作，但看她和她爱人的意愿非常坚决，我便让她 3 个月后必须来找我复查。结果她过了大半年才回来，回来的时候做了个胸部 CT，肿瘤比之前大了将近一倍，还有一些淋巴结疑似出现了转移。她说想通了，要做手术。我给她开好了入院的检查，让她尽快查完住院。但她看了一眼检查，非常尴尬地对我笑了笑说："大夫，能不能少检查两项，家里实在是拿不出什么钱来了。"

我看了看她，确实当初觉得她气色很好，不是什么穷苦人家，怎么这次一来，身上什么首饰都没了。一打听才知道，她家信了个小诊所，说是包治肿瘤，每次开的汤药都要七八千，吃了几个月的时间，家里陆陆续续花了 20 多万。这是我第一次听说"中药"真正的价格。她告诉我，还有很多中医的诊所，看病的地方甚至是在正规的大医院，本以为是能够报销的，结果到开药的时候，总会让她去外面的诊所自费购买很多非常昂贵的药材，说是配的蟋蟀和野生的动物皮等，疗效会更好，家里人也不懂，就这么一步一步地把病拖到了这步田地。

很多时候我也感慨，到底是西医大夫在诋毁中医，还是这些自诩为"中医"的人把中医毁了呢？

03. 老人信中医，实在拗不过，怎么吃最安全？

目前大部分肿瘤病人还是有基本的观念，认为治病要以西医为主，中医为辅，这个思路是没问题的，关键是如何来操作。

国际癌症研究中心对于中药的观点是，可能会起到一些作用，但是目前没有任何证据，因此在任何中药应用前都需要咨询医生，不能擅自用药。另外，在西药治疗期间严禁服用任何效果不明的中药。但是很多老人，怎么拗都拗不过，非要吃。有时看其他的街坊邻居吃就觉得，如果自己不吃是不是会出问题。如果有这种情况发生，其实也是好事儿。因为你可以用他相信的方式，来激励老人康复的信心。

"爸你看，是不是吃了药之后，一直都没复发，也不难受了？"

"妈，吃了这个药是能提高食欲的，所以把药吃完了之后，咱总得多吃两块牛肉吧？"

作为家属，你要了解的是营养膳食的原则！掌握好原则之后，少量地用一些中药也可，这样就不会出现我之前碰到过的那种为了中药不管不顾的情况了，因为她缺少一个理智的家属帮她踩那一脚"刹车"。

从这么多年的经验来看，有几个时间点可以给病人适当用些中药进行调理。

手术之后提高病人食欲

中医对于生津、化痰、补气有一定的效果，无论是真正的效果还是心理作用，"黑猫白猫，能抓住耗子的就是好猫"，我认为能增加病人进食和活动就是胜利。

每周期放化疗完全结束之后

这个时候病人可能会出现身体虚弱、食欲不济、恶心呕吐、头晕耳鸣的症状，适当用少量的中药也许能够帮助缓解。但是一定要注意，如果白细胞过低，不建议继续服中药，要尽快就诊，因为中药可能会影响肝脏代谢药物，导致药物和毒素的蓄积等。

晚期癌症病人，支持治疗

这个时候对病人来说最重要的并不是治疗，而是缓解症状，例如，病人会出现疼痛、便秘（大多由镇痛药引起）、乏力、憋气的症状，对于晚期病人的临终关怀，我个人认为中医要比西医好得多，因为中医的确更关注人的主观感受，而不是抽血、化验这些客观的指标。

如果病人信中医也未尝不是福气，他们当中很多人都会和我说，大夫啊，我吃了两服中药，真的管事儿，不那么憋得慌了！我往往都会点点头，竖个大拇指，因为病人心里觉得病好了，其实就已经很好了。在晚期癌症病人当中，我看到最美的瞬间，就是他们发自内心地感到"我好了"的时候。你会觉得，他虽然没有摆脱疾病的痛苦，但是他与疾病和解了，在人生最后一段旅途当中，会走得十分平静、坦然和从容。

一定要记住，任何以抗癌为目的的中医治疗，都不能轻信；以扶正、滋补、缓解症状为目的的中医治疗，是可以适当进行的。如果管用，那自然最好，如果没用，那适可而止，但无论如何，一定不要把钱无止境地砸进去。

第四节　化疗的副反应，懂了就不怕了

化疗是在人体当中注入对细胞有毒性的药物，甚至可以理解为它就是一种毒药，因此它很可能会对人体造成一定的伤害。化疗的剂量是积累了几十年的经验传承下来的，大部分正常人虽然会出现副反应，但也是一般人能够承受的。

可是，为什么有些人化疗的副反应非常轻，且治疗的效果又很好呢？除了和肿瘤的个体差异相关以外，合理的饮食也能减轻化疗所造成的损伤。化疗最有可能造成身体损害的组织是和肿瘤组织一样，更新换代速度非常快的组织，例如：毛囊、胃黏膜、骨髓等。因此如何保护好这些组织，并且为它们的更新提供充分的原料，就是咱们吃好的最终目标。

01. 化疗吃不下东西怎么办？

"今天别给我做饭了，看着就吃不下去，喝点粥吧。"

据不完全不科学不靠谱统计，中国超过 90% 的化疗病人都说过以上这句话。在化疗的过程当中，无论是因为食管的梗阻，消化不良导致的腹胀，还是单纯由于化疗所造成的厌食和呕吐，都会造成病人进食困难。

在人不想吃东西的时候，往往喜欢采用喝来替代，这个时候咸口的清淡食物，或者色美味鲜的液体食物就成了首选，如挂面、粥、水果泥等。但是我们家属有时候也要工作，又没有大厨的技艺，怎么能让病人在胃口不好的时候也能美美地吃好呢？比如肠内营养制剂。如果手术后你曾经用肠内营养制剂进行过营养补充，想必你一定不会对这个东西感到陌生，它恰恰是你在化疗期间非常好的营养品。

在化疗刚刚结束的两到三天内，是人消化道反应最强烈的时候，胃黏膜大量脱落坏死，新的胃黏膜还没有长出来，这个时候胃黏膜的神经末梢会失去保护，非常敏感，碰到坚硬的食物就会非常"抵触"，并且向大脑发出指令，别吃了。同时，化疗药还会造成人的呕吐中枢异常兴奋，让人不可控制地呕吐，进一步造成胃黏膜的损伤。因此，这个时候病人可能很难吃得下蔬菜、牛肉这些需要很用力消化的食物，只能用粥和面来替代。但是实际上，一勺肠内营养制剂的营养物质，是你吃上几大碗粥都远远比不了的。

肠内营养制剂的口味不完全相同，可以选择一款病人最喜欢的口味，用病人喜爱的果汁或者牛奶冲服即可。

02. 吃不下，搅拌机来帮忙

我们曾经说过，肠内营养制剂的配比再均衡，能量再大，营养素的成分再全面，也不能完全替代食物。在化疗呕吐反应最强烈的两三天，可以用肠内营养制剂来替代，但这并不是说人在化疗期间把营养制剂当饭吃就没问题了。更何况，营养制剂的味道也不太好，哪里有我们的饭菜香啊。

当病人吃不下硬物的时候，家属可以用搅拌机把食物打成食糜，这样喝下去，既可以作为加餐，也可以人为地帮助病人省去胃的功能——挤压碾碎食物。曾经一个刚生完孩子，爸爸又得了肺癌的女性家属和我说："我刚给孩子买了辅食机，现在一家老小一起用上了。"

照顾一个化疗的病人，可不就是要把他当作半岁大的孩子么。吃多了吐，吃少了不长个儿，吃硬了难受，他的消化系统在化疗的摧残下，短时间内确实会非常脆弱，这个时候一定要给予格外温柔细致的关怀。

那么问题来了，如果你在网上搜索"搅拌机"，会发现一个很大的问题，为啥市场上类似的产品有：搅拌机、辅食机、料理机、破壁机、榨汁机、原汁机……很多家属朋友心想，我只是想单纯买个搅拌机而已啊，到底要怎么选择才好呢？现在的商家都在比着做新概念，因为只有产生了新概念，才会使一些人觉得"这就是我想要的产品"从而去无脑地购买，尽管产品之间几乎毫无差别。特别是在家人生病的时候，很多家属会丧失理智地购买最贵的产品。

果汁机和原汁机，是对于果汁的不同处理方式，并不能解决在化疗期间进食困难的问题。除此之外，辅食机、料理机、破壁机其实都是搅拌机而已，作用就是把各种食材混合到一起打成匀浆或者磨成粉，这就是我们需要的作用，差别只是在于转速不同。搅拌机的转速一般在 15000—20000 转 / 分钟，而破壁机的转速往往能达到 35000—45000 转 / 分钟。那不同的转速会产生怎样的差别呢？在破壁机更高的转速下，食物会被分解得更碎，同时植物（如蔬菜水果）的细胞壁可能会在剧烈的碰撞中被打碎，从而让内在的营养物质释放出来。但是这个只是噱头，作为化疗病人的家属，不要在意这些。因为无论打不打碎，食物进入消化道，消化液都是会把细胞溶解的，所以差别并没有很大。

　　破壁机比搅拌机唯一好的地方，是它能够打碎富含纤维素的细胞壁，从而让食物的膳食纤维比例降低一些，对于处于放化疗当中的病人，特别是胃肠功能非常弱的病人，减少一些对胃肠道刺激过重的膳食纤维无疑是比较好的。另外在口感方面，破壁机相对来说做成的"食物饮料"更细腻，即使是水果的果皮和果仁都感觉不出来，从外观看，就是一杯非常润滑的奶昔。

　　但是这也并不是只有破壁机才能做到的，例如，在化疗副反应比较重的时候，我们用搅拌机一样可以实现这样的效果，只要把添加到搅拌机当中的食物适当减少一些蔬菜和水果的比例，把肉糜、主食的比例增加一些，一样可以达到类似破壁机的效果。而且这种比例也是需要看病人的状态来调节的，如果病人反映在进食之后开始排稀便甚至拉肚子，这个时候要开始减少膳食纤维的比例，但是反过来，如果病人出现的是便秘或者腹胀，这个时候可能要增加一些蔬菜汁水果汁的比例。

好的产品不代表好的进食质量，毕竟破壁机要比普通的料理机贵很多，而且还有各种进口的高大上产品，这在我看来也并不是必需的。比起一个土豪的家属，病人更需要一个聪明的、会过日子的家属。

03. 有能提高食欲的神药吗？

很多病人在呕吐反应的过程当中，总是觉得自己不饿，不想吃东西。另外也是因为呕吐，觉得自己吃什么吐什么，索性就少吃两口。其实这是非常不对的。就算知道自己要少吃，也是建立在有肠内或者静脉营养的前提下才可以的，否则超过两天进食量减少，伴有大量的呕吐，虽然营养的缺失造成的体重减轻和免疫能力低下没有那么快，但是最可能出现的大问题就是电解质失衡。

饮食习惯不宜改动过大

绝大多数的病人在手术后会出现饮食习惯的巨大改变，不但吃得清淡，还开始戒烟、戒酒、戒辛辣，这就导致很多病人因为原本重口的饮食转变成了"佛系餐饮"，变得不那么爱吃饭了。

如果病人明确反映是因为这个原因吃不下，那么家属可以不要把标准卡得那么严格。其实在化疗之后，病人吃的东西可以适当咸一些。因为化疗丢失的大量体液可能同时带走了很多钾、钠等离子，这就导致病人希望"重口"一些。我们之前也说过，除了胃癌的病人应当适当减少辣椒的食用以外，其他的病人是不忌辛辣的。一边用着西药，一边讲究中医的忌口，这本身也没有什么道理。

家属不要一成不变地做一样的饭，要努力丰富家庭的菜谱。而对于病人，恢复正常生活，是我对他们最大的要求。食物能够给病人带来最原始的感动，正如寒冷的夜晚回到家，丁老师准备的一碗煮泡面那样，没有味精、没有高汤，但就是让人发自内心地感到幸福。

开胃食物

在没有胃口的时候，可以适当用一些病人比较喜爱的食物来开胃，如带酸味的食物。

我们都有这样的感受，每当一个人提起冬天的糖葫芦的时候，那酸溜溜的大红山楂直接裹进刚化开的糖水当中，再拿出来放在案板上，拉出长长的糖片儿。拿起来，一口咬下第一个山楂，甜味和酸味一股脑把味蕾占据……怎么样，光是听上去就开始不由自主地牙口一酸吧？酸性的食物（包括想象）都是可以刺激唾液的分泌，从而促进食欲的。另外，酸性食物具有生物酶（酶酸），酶酸能强化消化能力，自然会产生"饿了""想吃"的感觉。另外，适当的辣味也可以刺激口腔的神经末梢，刺激唾液分泌，同时辣椒素促进身体分泌内啡肽，让人感到兴奋，起到促进食欲的效果。

美国癌症研究所还非常细心地注意到了味觉改变的问题。有些病人会对金属的盘子和餐具产生奇怪的嗅觉和味觉，因此可以更换为塑料的餐具。另外，可以为病人准备一些口香糖放在口袋里，来去除一些口腔中可能出现的不愉快的味道。甚至还有被称为"止吐糖"的产品被研发了出来，在美国亚马逊等网站上有售。

如果有舌苔厚、进食后腹胀等症状也可以补充 B 族维生素、消化酶等非处方药。

甲地孕酮

有些朋友会问："啊？这不是避孕药吗？老爷们也要吃避孕药不是个笑话吗？"没错，就是避孕药，但是这个避孕药还有个非常重要的"副作用"，就是增加食欲。

一般在确定了病人的食欲不振不是由胃肠道梗阻引起的情况下，如果病人的食欲持续低迷，可以适当用一些药物来刺激食欲。但是长期应用甲地孕酮也会出现一些副作用，一定要在医生的指导下使用。

中医

如果长期食欲差，也可以适当用一些中医的方法，如方剂、针灸、按摩等来改善食欲，但是一定要记得避开化疗用药的时间以免影响化疗药的效果。

04. 严重呕吐该怎么办？

有些时候病人不止出现恶心，而是出现大量的呕吐，也就是所谓的"吃啥吐啥"。当病人说自己没胃口不想吃东西的时候,有些家属有可能放松了警惕,没有及时向医生反映,而当病人离开医院后,家属的这种不警惕,可能会酿成大错。

我在前面讲过,岳母的血送去急诊科之后,检验师发现了一个危急值,血钾 2.3 毫摩尔 / 升!这个在临床医生的眼中,是个非常可怕的数字,这意味着病人随时有可能出现心跳骤停,可能会死人!

我回家看到岳母的时候,她脸色煞白,鬓角上冒着湿漉漉的汗珠,嘴唇灰白色,我摸了下她的脉搏,非常细弱,心率每分钟达到了 130 次,呼吸频率也很快。我赶紧给她咽下了家里存着的补钾药片,去医院的路上又喝了橙汁,到医院的时候她已经缓过来大半。急诊科的同事尽快给她静脉补上了钾,同时又让她口服了几支氯化钾的溶液。岳母的症状只用了小半天的时间就恢复了,一下子变了个人一样,神采奕奕的,还觉得刚才是个小事情,只是没休息好,都是我们小题大做。电解质就是这样神奇的东西,缺得严重会致命,补起来又立竿见影。

现在的医疗资源非常稀缺,越来越少的病人能够在医院住个十天半个月才回家,更多的是当天来当天走,这其实是医院和家属都不希望看到的。这就要求家属心中一定要有数,知道什么时候要尽快回医院,知道什么时候要找人求助。

当病人连续两天进食较少,同时伴有大量的呕吐发生的时候,一定要警惕病人是否发生了电解质的失衡。可以在尽量鼓励病人进食的同时,对病人的心率(脉搏)、血压或者呼吸频率做一定的监测。

如果发现病人不对劲，最好到附近的社区医院做个血液化验，避免严重心脏事件的发生。

除了在医院当中输的液体，有没有哪些神药能够止吐呢？如果病人在第一次化疗时出现了严重的呕吐，在下一周期化疗的时候，一定要和医生讲明呕吐的性质和程度，以便在第二周期提前加入更多，或者更高级的止吐药物。对于止吐这件事情，把呕吐扼杀在摇篮之中比什么都重要，等呕吐开始了再止吐，效果一般都不太好。

有一种叫作"胃复安"的口服止吐药，这种药物在静脉或者肌肉注射的效果还可以，但是它还有一种非常便宜的口服款。我总在调侃，这个药口服还有什么用呢？本来病人正在吐，你吃进去的止吐药不是一样要吐出来嘛，根本就没有办法吸收。

严重呕吐的病人可以尝试一下阿瑞匹坦或者类似的产品，作为一个 NK-1 受体的拮抗剂，这种药物的止吐效果非常显著。我的岳母曾经严重呕吐，最后是怎样康复的呢？那个时候距离我们的婚礼仪式只有 3 天了，我们都希望她能把吐止住，才不至于要在婚礼上分心照顾她。我听说过阿瑞匹坦，说是效果很强，但一般比较少用，因为它需要自费，3 片要 700 多，对于当时的我来说，确实也算一笔不小的开销了（刚毕业工作的时候到手只有几千块）。我给她买了一盒药，和她开玩笑说，争取吃下去之后不要再吐出来，吐一口就是几百块哦。

她找了一个最稳定的时候吃下去，那个时候刚吐过不久，距离下一次剧烈呕吐可能还有两三个小时。结果吃下去之后真的没吐，连作为医生的我也感觉到神奇，连续不停地吐了5天以后一下子就止住了。这个药当年刚推出没多久，我当时所在医院的内科也进行了临床试验，经过多年的临床观察，现在已经是很多化疗科室的常规用药。我至今无法证明，是岳母的呕吐恰好到了康复的时间，还是这个药起了决定性的作用，但是一个确定的事实是，如果提前止吐的话，在化疗期间，她就可以像正常人一样生活，而不会因为各种各样的痛苦对化疗产生心理阴影。

05. 肚子拉个没完怎么办？

化疗相关腹泻的发生率不低，和化疗方案关系比较大，造成化疗相关性腹泻的药物一般有：氟尿嘧啶、伊立替康、希罗达、多西紫杉醇、靶向药物（如易瑞沙等）。一般情况下，这是由化疗药物造成的肠黏膜脱落引起的分泌渗出增多导致的。这个时候，我们还需要在食谱当中做一定的调整。

· 不要吃生冷和过热的食物，刺激性或者产气的食物和饮料也要减少摄入，如碳酸饮料、咖啡、酒精等。

· 减少辛辣和过甜的食物，不要生吃水果，避免农药刺激。

· 减少膳食纤维的摄入，我们可以把膳食纤维（粗纤维类蔬菜，如大豆、卷心菜、韭菜等，以及大部分的水果，如香蕉等）的比例大大降低，减少排便的速度和排便量。

·加大补水量，另外在粥、面当中可以适当增加盐的含量，多吃含钾丰富的食物，如橘子（橙汁）等。

·选择易消化的食物。可以口服活菌制剂，调节腹泻引起的菌群失调，如整肠生、培菲康等。

·适当选择止泻药，如蒙脱石散、黄连素、反应停等。

·定期到医院检查电解质，如果出现连续 2—3 天的大量腹泻，需要进行补液治疗。

06. 化疗时吃什么才能不脱发？

病房里两个老姐们在聊天。一个大姐洋洋得意地说："我们家老王吃的是儿子从西双版纳找当地人买的顶级何首乌，真是管用啊，化疗了两个周期了，头发一根都不掉，你说神奇不神奇。"对面的大姐气场一下就弱下去了："哎，贵不贵啊，不贵也卖我点，我家老张的头发每次都是一攥一大把的，现在索性都剃光了，化疗不补点什么，真是太伤身体了！"

所以到底吃什么能够不掉头发呢？非常抱歉，到目前为止，没有任何办法。但是为什么有些人掉头发有些人不掉呢？其实这是和化疗方案的选择密切相关的，化疗药对毛囊的损伤不同，结局就不一样。胃肠道的化疗，例如氟尿嘧啶等药物，是不会造成脱发的，但是肺癌或者乳腺癌的化疗，有紫杉醇和铂类药物的，大多都会造成不同程度的脱发。

这两个老姐们家里的病人，一个是胃癌化疗的，一个是肺癌化疗的，明明看上去像是一件事，却产生了完全不同的结果。病人家属限于自己的知识，将问题都归结为自己没有做好，却全然不知这一切是由方案的差异带来的。她们想当然地认为是吃何首乌造成的差异，那就恰好中了商家的圈套，主动成为了帮助商家进行宣传的推手。

毛发的脱落一般会在化疗开始的 1—2 周内出现，在化疗的 2 个月内最显著。有些病人甚至连腋毛、阴毛也会掉光，这和每个人对于常规化疗药物浓度的反应不同有关。我们一般会让病人选择先把毛发剃光，女性病人的家属最好提前准备好假发，把病人的心态调节好。一般情况下，停止化疗 1—3 个月这些毛发就会重新长出来。我看过一位花白头发的病人做完化疗，再长出来的头发居然颜色还挺一致！至于用什么洗发水，戴不戴冰帽子，这些用处并不大，更不要花钱买保健品了，毕竟头发乃身外之物。但是这里也提醒一些卵巢癌、宫颈癌、乳腺癌的朋友们，可以在化疗开始前就定做好一顶假发。

当前各个肿瘤医院都有音乐治疗师、心理治疗师，其本质还是通过各类文化活动，在病人内心产生不同形式的精神寄托。虽然不是所有病人都适合这种看起来很高级的疗愈方式，但有一件事情是相同的——好的精神面貌，让自己满意的外形状态很重要。生病了，也要尽可能美美的。虽然头发早就不是什么重要的标记或者象征了，但是拥有一头看上去健康的头发，是对很多女性朋友心灵的重要保护。这样做，可以告诉其他人，我没有你们想的病得那么重，我也是一个正常的人，你们不需要远离、同情我，你可以把我当成一个正常的人去沟通。女性病人形象状态的保持和提升，它所能产生的内在价值不亚于治疗。

经常听说一些朋友选择留几年的长发，目的就是捐给那些因为化疗掉头发的白血病小朋友，给他们制作假发。我从来不会小看病人的精神力量。我并不相信精神力量能够治愈癌症，但是精神力量可以让人在困难中绽放出人性的光芒，人会活得更通透，更明白。

第五节 化疗时吃什么能提高血象

01. 为什么打化疗药，会出现白细胞含量低？

在人体当中，骨髓细胞增生和分裂的速度是非常快的，甚至比大部分肿瘤细胞分裂的速度还要快。化疗药物基本只会对那些分裂当中的细胞造成损伤，所以这些骨髓增生的细胞就是被殃及的"池鱼"。白细胞只是人体骨髓分化产物的一种细胞，和它类似的、有可能也会随着化疗降低的还有红细胞、血小板等。

很多病人都会在化疗后出现白细胞、血小板降低的情况，这就是由于骨髓增生被抑制导致的。骨髓细胞会逐渐分化成白细胞、红细胞和巨核细胞（巨核细胞会不断地"脱皮"形成血小板），如果骨髓增生被抑制，这三种细胞都会出现不同程度的降低。无论何种细胞出现严重的数量减少，都有可能造成非常严重的后果。

现在市面上有非常多的以"生血"为主的中成药和保健品，到底它们能不能发挥作用呢？

02. 贫血：大力水手的菠菜可不管用

贫血在化疗当中发生的比例很高，但是相对于另外两种来说，贫血相对风险是最小的，因为当病人血色素开始降低的时候，细心的家属总能够从蛛丝马迹当中发现一些端倪。例如，病人出现口唇或者眼皮发白，又或者是从坐位站起或者起床的时候，容易出现头晕眼花的症状，这都提示病人可能已经出现了慢性贫血。一般在血常规的化验单中，血红蛋白小于 8 克 / 分升，作为家属就要注意了，因为如果再低的话，病人就要接受输血了。所以这个时候，一定要帮助病人把血红蛋白补起来。

红细胞的生长需要一系列的原料作为基础，我们最需要注意的，一个叫作动力，一个叫作原料。

如果骨髓增生的动力不足，可以通过注射促红细胞生成素等刺激骨髓造血，这个没有任何口服剂型，所以打着这个旗号的保健品，特别是以"西藏""天山"这些旗号来制造噱头的保健品都不足为信。在造血的原料方面，我们要想补充，就先要知道红细胞最需要什么，红细胞其实主要是由血红蛋白构成的。血红蛋白就像是一个送外卖的快递小哥（铁原子）坐在一个电动车（蛋白质构成）里，碰到外卖（氧气）就会把它牢牢抓住，送到指定的家庭（缺氧组织）才会撒手，然后立刻奔赴肺当中去取新的氧气。因此补充血红蛋白的关键，就在于补蛋白质、补铁。

补蛋白质是指在提供充分能量的前提下进行高蛋白的摄入，无论是吃海参、燕窝还是鲴鱼我都支持，只要能吃就好。而补铁方面，最深入人心的就是菠菜了。这还是源自我们在 20 年前所熟悉的那个经典的动漫角色——大力水手，只要在困难的时候吃到菠菜就可以力大无穷、拯救世界。

这是科学历史上一个著名的乌龙事件。1870 年，德国化学家伍尔夫发表了一篇论文，首次指出菠菜中铁的含量极高，其价值足可与红肉相当，但是很可惜，后来发现是他搞错了菠菜中铁的含量，标错了小数点，导致这样一个错误的结论。实际上菠菜当中铁的含量为 2.7 毫克 /100 克，虽然远超其他类型的蔬菜，但是光靠菠菜来补铁确实要吃成吨的菠菜才有可能。另外，著名的补血秘方红枣当中铁的含量也不过是 3 毫克 /100 克，只是因为看起来是红色的，因此被我们古人错误地当作是补血利器。其实上，植物当中的铁往往是三价铁离子，而并非我们人体血红蛋白中的二价铁离子，因此吸收和利用效率并不高。

因此真正想补充铁，还得靠动物肝脏、血制品这些神奇的存在，例如，在猪肝当中，铁的含量是 22.6 毫克 /100 克，大约是菠菜的 10 倍。当然有些病人可能不喜欢动物肝脏的味道，相信无论是采用提高烹任技术还是用搅拌机的方式，都是能轻松解决这个问题的。同时，病人最好每天补充一些含维生素 C 较高的食物来协助铁的吸收，如猕猴桃、苹果等，让吃的每一个铁离子都努力地被肠道吸收。

另外，我还要多嘴说一句，阿胶对于化疗导致的贫血效果并不明显，阿胶补血正如红枣补血一样，是中医延续过来的一个误区。因为中医讲的"补血气"和西医的"红细胞"是完完全全的两码事，甚至可以理解为阿胶也许能够治疗月经淋漓不尽，但对骨髓造血并没有太大的帮助。我不建议病人大量补充阿胶，因为时间久了也许会造成病人激素不平衡，产生新的问题。

03. 白细胞降低：除了打针还有什么办法吗？

白细胞的降低是化疗的病人当中几乎人人都会出现的，发生率在80%—90%。民间有大量的土方标榜能治疗白细胞低，中医也不断地刷新我们的认知。但是这些真的管用吗？

很可惜，都没用。

目前治疗白细胞降低最有效的方法就是注射升白针。注射的过程中可能会造成腰椎和胸骨的酸痛，这是因为升白针并不是促进白细胞的制造，而是促进白细胞从骨髓到外周血的释放，因此释放的过程会造成一些不舒服的症状（如图3-3所示）。

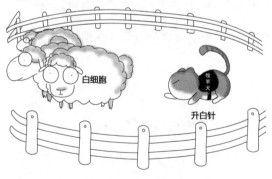

图 3-3 升白针的作用更像是牧羊犬

目前，饮食和药物都没法迅速达到类似的效果。白细胞低到一定的程度，人可能会因为感染暴发而造成非常严重的后果，因此我们需要"稳、准、狠"地提高白细胞的数量。

我们唯一能通过饮食改善的就是增加体内蛋白质的储备。升白针只能促进身体释放白细胞，却不能促进身体去合成。但凡是细胞，基础都是蛋白质，因此在这个时候，补充营养其实是最好也是唯一的办法。如果病人没有充分的营养储备，一旦出现感染，经常是致命的。

这个时候的饮食一定要注意"清洁"。我参观过治疗白血病的移植舱，很多小孩子就在一个个舱里面接受治疗。这些舱是经过完全消毒的，并且空气净化装置也保证着没有任何细菌可以钻进去造成感染。就在这里，这些孩子们要经历一个骨髓完全被杀灭，等待移植健康的骨髓重建的过程。所以在这个过程当中，孩子们是没有任何免疫能力的，任何一个不起眼的细菌都可以要了他们的命。孩子每天的饭菜，都要经过彻底的消毒。

我们一般化疗的人群不用这么干净，但如果白细胞已经开始减低或者非常低的时候，最好不要吃生冷的食物，也不要吃带皮的水果（很可能洗不干净），吃饭的时候注意使用公筷，减少去外面餐厅吃饭的次数。

04. 血小板降低：避免锐利饮食，减少出血

有一次我从医院门口经过，看到很多人都在抢购花生皮，还以为今天是什么节日，要吃花生皮干啥。后来听病人朋友说我才明白，原来民间流行吃花生皮补充血小板。我当时就觉得奇怪，升血小板是多么复杂的一个过程，就连注射升血小板的针起效都很慢，吃花

生皮还能好使?

我本着好奇心害死猫的精神上网查了一下,发现居然还真有相关的研究,尽管,只有一篇。在 pubmed 上搜索到这样一篇文章,是日本人进行的研究,他们发现花生皮当中的提取物可以促进血小板的形成。没错,仅此而已,至于多少浓度能够发挥作用、发挥怎样的作用,完全都不知道,甚至连动物实验都没有进行,只是在肿瘤细胞的层面得到了一个可能的线索而已,离临床应用还差十万八千里。因此个人建议,不要迷信花生皮了,这真的只是个传说。

在饮食当中,你唯一能够做的,就是减少锐利或者坚硬食物的摄入,如瓜子、鱼刺、鸭脖子等,因为在血小板降低的时候,很小的伤口都可能造成牙龈或者胃肠黏膜大量的出血。

表 3-2　白细胞低时的饮食建议

食物种类	推荐的食物	有风险的食物
高蛋白质类	彻底加热消毒或制熟的肉、鱼、蛋、奶、罐头鱼、大豆制品、鲜豆	半熟的牛排、未完全煮熟的荷包蛋、未加热消毒的熟肉或豆制品
粮谷类	新煮的面条、米饭、刚蒸好的馒头、新鲜面包	未彻底加热的剩饭、超过保质期的面包、加生菜的凉面
水果和蔬菜	充分烹调的新鲜蔬菜、不带皮的水果	凉拌菜和带皮的水果
饮料、甜食及其他	加工消毒过的果汁、巴氏法消毒过的牛奶、商业化的营养补充制剂	鲜榨果汁、未消毒的鲜奶、未加工过的蜂蜜、家庭自制冰棍

第六节　晚期癌症病人的止疼药怎么吃

到了晚期，折磨病人的往往不是癌症本身，而是癌症和转移灶对病人周围脏器、神经的侵犯所造成的那种不分昼夜、一刻不停的钻心疼痛。很多病人在晚期看起来都十分让人心痛，他们无时无刻不在发出悲鸣。我们一方面希望他们活下去，一方面又希望他们能尽早结束这样的痛苦。相信每个晚期癌症的病人家属都会面临这样的问题：到底该不该给病人镇痛？镇痛药怎么选择？会不会成瘾或者产生依赖性？

首先，我们要知道一个原则：对于晚期癌症的病人来说，在保证用药安全的前提下，镇痛药的用量没有严格的上限！例如，如果病人吃吗啡类的药片来镇痛，一片不够就换两片，或者从一天两次逐渐加到一天三次，如果再不行，再增加一种镇痛药联用。镇痛药的作用就是减少病人的疼痛，病人在癌症晚期，预期寿命也许只有三个月或者半年，这个时候考虑成瘾性是毫无意义的，因为病人很可能还没有出现药物成瘾就已经因肿瘤去世。

无论是作为医生，还是作为家属，我们都要知道，我们最在意的应该是病人的感受。

01. 镇痛药会影响伤口愈合吗？

我们查房的时候，经常看到一些在手术后或者化疗中的病人，龇牙咧嘴强忍着疼痛。我有时候就问病人家属："开的止疼药有没有吃？"家属扭扭捏捏地回答着："是开了，但怕伤口愈合不好，所以没敢吃。"

无稽之谈。

无论是在手术结束后，还是在化疗的过程当中，我们都需要病人保持一个健康的心态、积极的活动和锻炼来让身体处于免疫力充沛的状态，而不是歪在床上做一个病秧子。我们一般用 NRS 评分来评价病人疼痛的级别，0 分是无痛，10 分是你能想象的最痛的场景（见图 3-4）。

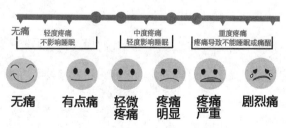

图 3-4　疼痛 NRS 评分表

研究表明，在病人处于无痛或者轻度疼痛的情况下，病人胸腔积液吸收的速度会加快，拔管时间会缩短，同时住院时间和花费都会相应地减少，否则会使病人因不敢咳嗽、不敢活动而增加肺炎、血栓等一系列医院内并发症发生的概率。

02. 解除病因往往最关键

骨转移的疼痛，很有可能伴随着放疗明显地消退。另外，肺癌和前列腺癌、乳腺癌经常出现椎体转移，病人出现严重的后腰部疼痛，甚至出现椎体压缩性骨折的情况，只能卧床。这个时候，医生可能采用经皮穿刺椎体成形手术的方法，将骨水泥灌注进骨头被侵蚀的部位，可以把椎体再次支撑起来，让病人难以言说的痛苦瞬间消失。这些都是我们作为医生用技术帮助病人的事情，虽然不多，但很有效。尽管并不能让他的生存期大大延长，但是可以让他在剩余的日子当中，把精力放在与家人的团聚、遗愿的达成、对生命的回味当中，而不是在疼痛当中期待着死亡的解脱。

过去，各地的肿瘤医院经常发生肿瘤病人跳楼事件，这一方面和大家对肿瘤的认识有关，以为"肿瘤就是无法治愈的，干脆别治了，也减少点家里的负担"；另一方面，过分疼痛时病人会感觉生不如死。随着镇痛治疗和心理康复治疗的加入，越来越多的病人能够让自己生命的最后一段路成为一个回味和思考人生的过程，而不只是一个治疗的过程。

03. 镇痛药物的治疗原则

根据世界卫生组织（WHO）"癌痛三阶梯镇痛治疗"指南，使用镇痛药物治疗的五项基本原则如下。

口服给药

口服给药是首选途径，对于无法进食的病人才会考虑其他方式，如经皮、经肛门、经皮下给药或者静脉给药等。口服是最安全的给药方式，减少了镇痛药物通常带来的一些镇静和呼吸抑制的副作用。

按阶梯用药

镇痛药根据级别可以分为三个阶梯，轻度疼痛（NRS < 3 分）的病人首先选用 NSAIDS（非甾体类抗炎药物），如阿司匹林、对乙酰氨基酚（如泰诺林、芬必得等药物）；中度疼痛（3 < NRS < 7 分）的病人须采用弱阿片药物，如曲马多等；重度疼痛的病人应采用阿片类药物，如吗啡、芬太尼等。

按时用药

用药的原则是保持药物达到一定的血药浓度，也就是让药物持续在血液中发挥作用，而不是等疼到受不了才给药。最好保持病人感觉不到疼痛，或者只有在活动加重的时候才能感受到轻度疼痛为宜。在病人疼痛加重或者出现爆发痛时，可临时或者提前加用快速起效的阿片类药物（如吗啡注射）来缓解疼痛。

个体化给药

病人家属可到医院的疼痛科，根据病人的具体情况选择镇痛方式，评价其是否应当升阶梯镇痛治疗，或者联用多种方式镇痛。

密切观察

密切注意病人用药之后可能产生的呼吸抑制、便秘等并发症，并及时处理。

04. 镇痛药的副作用如何预防？

大部分的晚期癌症病人都会用到口服的盐酸吗啡片或者芬太尼的皮肤贴剂，这些阿片类的药物共同引起的副作用就是便秘。因此病人可以平时多注意适当补充膳食纤维的摄入（如水果、蔬菜、粗粮等）来缓解便秘，同时在医生处开具一些缓泻药来按时排便，否则可能会出现严重便秘导致的肠梗阻，一定程度上会降低病人的进食，引起一系列非常麻烦的临床问题。另外，一般情况下，在首次使用某种强镇痛药的时候会出现呼吸抑制，因此需要在医生的严密观察下进行。而在后面的应用过程当中，如果不联用多种镇痛药，出现的可能性会降低，因此在家庭当中使用一般是安全的。

我在初做医生的时候，曾经发生过这么一件事情。一位非常年轻的女病人得了晚期结肠癌，在病房养着。换句话说是觉得她实在太让人怜惜了，尽管三甲医院外科的病房床位很紧张，还是让她在医院的病床上走完了人生的最后一段日子。医生和病人家属都明白，病人已经没有治愈的机会了，家属也签署了放弃任何有创抢救的同意书，那意味着如果病人出现死亡征象，医生不可以，也不需要做任何积极的处理。但这并不等同于医生可以让病人立刻死亡，这是不合法的。

但是有天晚上，病人家属，也就是病人的丈夫，凌晨2点多的时候把我叫醒了。家属表情十分痛苦，他把我带到病人的床前，我看到已经处于肿瘤终末期的女病人，再也不像之前几个月那样美艳动人，而是骨瘦如柴，面容憔悴，两只眼睛呆滞无神，绝望地倒着气，不断发出让人难过的呻吟声。家属央求我，能不能给她打一针吗啡，她看起来实在是太痛苦了、太难受了。我也心软，明知道这个时候打一针吗啡也许就能直接让病人呼吸停止，但是我内心的一个声音告诉我：打吧。当时的我也是年轻，我真的给病人打了一支吗啡。故事的结局就像朋友们想的一样，过了两个多小时，病人就逐渐合上了眼睛，没有了心跳，尽管没有这支吗啡，病人也未必能坚持过这个夜晚。

第二天交班的时候，我被当时的科室上级医师狠狠地批评了一顿，认为这样的做法太危险了，如果家属抓住法律的漏洞过来告医院，我一点机会都没有。当然，科室主任和医务处处长倒没有说什么，我后来明白，他们都经历过这样单纯而又勇敢的医者时刻。我明白那种做法可能的后果，同时我也明白这些老师说得有道理，从医院的角度，从科室的角度，的确要这样去理解；但是我也知道，如果我不这样做，我无法过自己这一关。

当我拖着疲惫的身躯和心灵准备下班的时候，刚好碰上了病人家属来办手续。那位病人家属看着我，站定了身子，深深地鞠了一躬，连说了三声"谢谢"才离开。那一刻我知道，尽管我的确做得不合法，但是如果再给我一次选择的机会，我也许会做出同样的选择。

我之所以想起这件事，是因为在那之后在其他医院再次出现了类似的情况，镇痛药造成了病人的去世，官司打得一波三折。病人家属在病人生前哀求医生打针，结果却在病人去世后，为了获得赔偿，反咬一口，告医生用药失误，直接导致病人去世，滑稽至极，令人寒心。涉事的医生这样说道："我一直担心，万一官司失利，我是否还能一如既往地使用吗啡。我深知，一旦医院和主治医师输了官司、赔了钱，那必定是对我国临终关怀事业的重大打击，也是无数晚期癌症病人苦难的到来。不是肿瘤科医生，不亲眼见到晚期病人身处炼狱般的痛苦，你很难理解一支吗啡是多么的重要。"

明明是对病人的关爱，最后却招来一场官司，那才是最让医生绝望的事情吧。好在最后法律终于站在了正义的一方，判决医院"没有责任"，让医者终于得以释怀。重要的是，我们可以继续做我们明明知道正确的事情，而不是畏首畏尾，做一个让自己也讨厌的无用的医生。

我国的镇痛治疗正在逐步与国际接轨，这是非常重要的，这意味着我国的治疗模式已经从单纯地"把病人治好"逐步提升到了"关注病人感受"的层面。这不只是医疗的进步，更是人性的进步。

第四章

放化疗期间的
饮食诀窍

第一节 放疗和化疗，傻傻分不清

很多朋友也许并不能分清楚放疗和化疗的区别，以为就是同一回事，反正对身体损伤都很大就是了。但是事实上，化疗是一种全身治疗，类似于杀虫剂或者抗生素的作用；但是放疗和手术一样，是一种"局部"治疗的手段。只不过手术是通过手术刀把肿瘤切出体外，而放疗是用射线去"烧烤"局部的组织，让组织在射线的照射下坏死，以实现消灭肿瘤的目的。

那很多人会关心，到底怎么才能让体内的一个肿瘤被射线杀死呢？会不会很痛苦啊？我经常和病人形容，放疗就好像上班一样，每周一到周五都去医院的机器上躺一分钟，周末休息，根据放疗次数的不同（10—30次），做半个月到一个半月不等。放疗，实际上是环绕人体的机器释放出成千上万道光线、从身体的各个方向射到肿瘤的位置的一种治疗方式。虽然每一条射线的力量很弱小，但是不起眼的小溪汇集到肿瘤局部，会聚集释放出瀑布般的力量。

只有癌症组织会被射线杀死吗？当然不是，正常细胞也会被射线杀死，死的还都是那些处于快速分裂的细胞。但相比而言，癌细胞分裂生长的速度更快，因此处于分裂期的癌细胞比例更高，更容易在对正常组织损伤很小的射线量的照射下被消灭。这也正是有些癌（如宫颈癌、鼻咽癌）更适合放疗的原因，因为这些"鳞状细胞癌"对于射线非常敏感，因此用很微小的剂量，就可以给这些癌组织带来"灭顶之灾"。但是这些射线穿过皮肤、肌肉、肺、心脏达到肿瘤的过程，也不可避免地会造成一些损伤。不过好就好在，这些射线本身的力量并不强，因此只要这些损伤能够分散开来，一般也不会对人体造成致命的损伤。

　　放疗的并发症最主要的是局部损伤，比如在食管进行放疗的时候，肺组织在放疗"余波"的影响下，可能会出现放射性肺炎等新问题。越是靠近肿瘤的器官，越可能被波及。另外，在颈部放疗的时候病人会出现口干、口腔溃疡等症状，在腹腔和盆腔放疗的时候可能出现腹泻等症状，都是由于邻近的正常器官受到照射的影响导致的。好在，这些影响一般很快就会随着组织的更新和修复消失，但是如果我们做得不到位，这些并发症甚至有可能引起更大的麻烦。

　　所以在放疗的过程当中，为了降低这些副作用，有什么是家属能做的吗？

第二节　放疗在头颈部的饮食选择

学会"吃软饭"。头颈部的放疗主要用于治疗鼻咽癌、喉癌等疾病，因为这些部位的肿瘤大多是鳞状细胞癌，单纯通过放疗就可以达到治愈的效果。

我们总用"喉舌"来形容一个部分对于整体的关键性，例如，重要的岗哨、机关重要的部门等，这是因为我们的"喉""舌"附近分布着很多重要的零件，如舌头、声带、扁桃体、唾液腺、鼻腔、咽部等。任何一个零件，哪怕被射线烧得有些许的水肿或者损伤，人都会觉得非常不舒服。

01. 吞咽困难

吞咽困难很可能不是放疗导致的，而是因为颈部的食管癌、会厌癌，本身就可能会造成声门和食管的狭窄，让食物很难进入。另外，放疗有的时候也会让肿瘤瘢痕化，也就是把肿瘤"烤糊了"，这时候本来很柔软的食管可能会变得十分僵硬，就好像烤得失去水分的肉干一样，导致食物很难通过。即使能过去，也经常会给病人带来刀割一样的撕裂感。所以"吃软饭"，是吞咽困难病人最需要的，这个时候我们最需要制作的饮食，就是要以流食和半流食为主，如米粥、烂面条、鸡蛋羹、鱼肉等食物，避免馒头、坚果和长条状肉，因为这些很可能让病人看了吃不下、干着急。

但是也要注意，吞咽困难的病人往往会合并为另外一种并发症，医学上叫作"会厌功能障碍"。我有一位病人就是这种情况，他在医院吃得还不错，但是一回家就发高烧，回到急诊一看，发现他的右肺有大面积的肺炎，经过很长时间的消炎治疗好后回到家，没过两天又出现一模一样的症状。家属甚至找到我问："是不是肺里也长癌了啊？"

我首先询问了一下他们家的菜谱，我的经验告诉我，在医院不出问题而回家出问题的，往往问题都出现在家属的照顾上。有时并不一定是不细心，而是有些关键点没有注意到。病人的女儿和我回忆了一下他每天吃的东西："因为怕爸爸吃东西疼，所以每天晚上我都要给他榨苹果汁，并且他听了我的建议，吃不下饭的时候用了一些肠内营养制剂冲水喝。"我赶紧打断了她的话，转而问她："喝的时候老人家觉得怎样，喝得下去吗？有时候会呛吗？"她想了想说："经常呛得咳嗽好一阵子才好，但是能喝下去。"

这就对了，老人家应该是肿瘤侵犯了喉返神经，造成了会厌功能的障碍。人体的气管和食管的开口就长在一起，其中气管的上面长了一扇"门"——会厌，它的作用就是在人呼吸的时候开门，让气体能够进出，但是在人发出吞咽动作的时候，会厌能够盖在气管的开口上，让食物顺着这扇门滑进食管当中，否则的话食物进入气管当中，会造成严重的咳嗽反射（见图4-1）。这种反射是一种自我保护的机制，否则食物在气管当中滞留会造成严重的肺部感染。这种食物的误吸一般都发生在右肺，因为气道分成的左右两叉并不是完全的向左和向右，右侧的气管基本是直上直下的，左侧的气管却拐了一个大弯。（见图4-2）

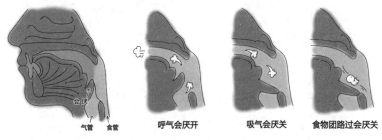

呼气会厌开　　吸气会厌关　　食物团路过会厌关

图 4-1　食物经过会厌进入食道的过程

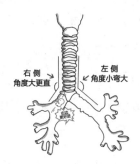

右侧
角度大更直　　左侧
角度小弯大

图 4-2　左侧及右侧气管角度

所以这位老先生才反复地出现右肺肺炎的情况，就是因为吃得太稀了。这一点其实让很多人不解，明明食管狭窄了，就只能吃稀的东西，难道不是越稀越好吗？其实头颈部放疗的病人，如果开始有吃东西呛咳的表现，那就提示食物的状态必须要调整了。所谓调整也很简单，无非是让食物变得稍稠一些，当食物缓慢滑进咽喉的时候，能给会厌一个反应的时间。

那么什么时候要增稠食物呢？很好判断，假设喝水的时候经常会发生呛咳的情况，就意味着水一样的食物也可以。呛水的后果并不大，少量水会被气管和肺很快吸收掉或者咳出，但是食物就不同了，一点点食物沉积在肺里都可能导致严重的肺炎。

使食物增稠的产品：

凝胶：可以用来制作蛋糕、饼干、果冻三明治或其他冷食。

增稠剂：用于调节液体的稠度（各大医院营养科有售）。

蔬菜泥和即食土豆：用在汤里可以改变食物的味道。

婴儿米粉：可制成很稠的米糊。

病人吃了增稠的食物，既进食无碍，也不出现呛咳，就是最适宜的稠度了。

那么吞咽困难的病人吃什么呢？建议如下：

高蛋白的食物：鸡蛋羹、牛奶浓汤等。

粮谷类食品：烂面条、疙瘩汤、米糊、藕粉。

水果和蔬菜：菜泥、果泥、土豆泥。

饮料甜点：蜂蜜、奶昔、蛋糕、甜点心。

其他：自制或工业匀浆膳、肠内营养制剂。

最后给大家一个适合吞咽困难病人的自制匀浆膳配方。（选自北京大学肿瘤医院营养科）

原料：

大米 150 克、薏仁米 50 克，加 1.5 升水煮成稠粥；煮熟的鸡蛋 1 个，去皮；北豆腐 100 克，沸水煮 2 分钟；鸡胸肉或猪里脊肉 50 克，用油煎熟或用水煮熟；绿叶菜 200—300 克放入沸水中焯 1 分钟（可选菠菜、油菜叶、圆白菜等）；植物油 25 克（可选山茶油、橄榄油、核桃油、葵花子油、亚麻籽油）；盐 4 克；蛋白粉 20 克（约 2 大汤勺）。

制作方法：

将以上原料全部放入搅拌机中高速搅拌，制成匀浆膳，全天分成 6 份分次口服，吃不完的放入冰箱冷藏，过夜须冷冻保存。

营养成分：

每份匀浆膳含热量 220 大卡，蛋白质 11 克。另外再喝酸奶 200 毫升，水果汁 200 毫升，则全天合计热量 1600 大卡，蛋白质 78 克。

02. 口腔溃病、咽喉疼痛

口腔和咽喉的黏膜是对放射线最敏感的，而黏膜存在的意义就是隔绝食物与深处的肌肉、血管和神经组织。我们小时候经常说牙床"露神经"了，这就是在说神经没有了黏膜的保护之后，暴露在外面，对任何冷、热、摩擦等刺激都会极其敏感。所以这个时候我们一方面要减少对黏膜破损处的刺激，另外一方面也可以用一些方法来缓解黏膜破损所出现的炎症和伴随而来的疼痛。

一般来说，吃细软、温和的食物病人会舒服一些，特别是当食物便于吞咽、无须咀嚼时，病人甚至可以选择避开食物和口腔黏膜的直接接触，这和我们在口腔溃疡发作期间所做的措施有些相似。定期用苏打水（1 茶匙小苏打和 1 茶匙盐用 1 升水溶解制成溶液）漱口，有助于预防感染，缓解疼痛。同时，要避免盐腌、粗硬、酸辣刺激的食物及饮料，当疼痛剧烈时，也可以适当选择果冻、冰棍等食物，并且远离酒精、咖啡和烟草，避免使用含有酒精的漱口水。

03. 必要时提前置管

我们都能够理解充分的营养对于放疗或者化疗病人的重要作用，营养状态甚至能够直接影响生存时间和癌症复发风险。因此我们更希望病人在放化疗期间能够一直"嘴壮"。

但是头颈部放疗会存在一定的问题，如食管癌，开始的时候病人还能喝进去水，但是随着放疗后组织瘢痕化和疾病进展，有些病人连水都喝不进去了。这个时候很可能通道都被堵死了，导致胃肠营养管放不进去。

对于可能会出现食管梗阻，并且近期有加重趋势的病人，我们会建议提前放置营养管，一旦病人吃不下了，不会造成很被动的结局，毕竟通过静脉的输液怎么都不如用自己的消化道吸收的效果好。

04. 味觉改变怎么办？

头颈部放疗可能会涵盖味觉和嗅觉"信号接收器"所在的区域，因此很可能随着放疗次数的增加，人变得越来越没有食欲。

"他们一做饭我觉得就有股怪味，似乎都没有考虑我的口味。"

"有时候闻了就想吐，吃进嘴里还没味道。"

很多病人会有类似这样的抱怨，这并不是他们从心理上产生的厌食，而的确是生理上产生了变化。他们最常见的反应是，酸甜苦辣里面只能吃出辣味，因为辣味传导的其实是痛温觉，和味觉不同，因此食物调动不起人的食欲。另外，放疗还可能会对唾液腺造成破坏，造成唾液分泌减少、口干的症状，这对病人的食欲会造成进一步的影响。

对于这类病人，有以下几点建议可供参考。

首先可以在餐厅或者卧室放置一个小的空气加湿器，能够缓解下咽癌、鼻咽癌病人鼻腔口腔干燥的症状。对于味觉改变的病人，可以用口香糖去除不愉快的味道，使病人心情保持愉悦。

味觉和嗅觉的改变，一般放疗结束后2—3个月是能够自行恢复的，在这期间，可以多给病人尝试一些新的菜谱，甚至让病人自己去超市选购一些闻上去、看起来有食欲的东西来做。中医角度提出的"生津饮食"也可以增加，如橄榄、梨、苹果、甘蔗、山药、乌梅、蜂蜜、西瓜、桃子、苦瓜、莲藕、银耳、紫菜等。

中医讲究药食同源，在调节食欲方面的确更有办法。另外，有些事情，病人亲自去参与，比家属挖空心思去想要有效得多。

第三节　放疗在胸部的饮食选择

胸部的放疗主要涵盖的肿瘤包括肺癌、食管癌、纵隔肿瘤（如胸腺癌）以及乳腺癌等。胸腔的重要脏器非常多，如心脏、肺等，因此副反应也会较为严重。一旦出现任何严重的问题，都不要寄希望于某一种饮食，需尽快就诊。

01. 黏膜损伤的古代神药

这里还真要推荐一款在中国有两千年历史的神奇配方，它就来源于我们身边最常见的一种小动物，但是却能够缓解大量放疗病人的食管疼痛症状。我们知道，食管在放疗的作用下可能会出现黏膜的脱落和坏死，这个时候就需要去腐生肌药物的帮助了，这个药物就是大名鼎鼎的康复新液（美洲大蠊干燥虫体提取物），也就是老百姓常说的"蟑螂水"。

虽然这药物听起来十分难以接受，但不得不说这个东西能外敷、能内用，西医目前认为它会在局部促进黏膜组织的愈合，减少放疗引起的食管疼痛感。

02. 放射性肺炎

这是一类放疗中或者放疗后均可能出现的、以进行性的呼吸困难伴发热起病的常见并发症。中医讲"肺为娇脏"，从西医的角度看，确有此理。肺不但怕干燥，也怕湿润，对于放射线也非常敏感。放射线会造成无菌性的炎症，也就是说虽然没有细菌和病毒的入侵，但是细胞内部会出现损伤和修复的反应，引起大量的炎症细胞堆积在肺里，出现渗出增多、气体交换能力下降的现象。所以病人一旦出现放射性肺炎，就需要接受规范积极的治疗，否则会出现生命危险。

在饮食方面，这个时候我们给病人的食物一定要注意适当增稠，减少病人因为误吸食物造成的呛咳，如果把一个原本是无菌性的肺炎转变成了细菌感染性的肺炎，就更麻烦了。

我们可以适当吃一些促进止咳和化痰的食物，如川贝、雪梨、苹果、白萝卜、银耳等，甚至用一些化痰止咳的药物，如氨溴索等，让肺部渗出产生的痰尽快排出，促进炎症的修复。同时，在冬天寒冷空气入侵的时候，须戴好防风口罩，免得"吃进去"的空气造成肺部感染或剧烈咳嗽。

这个时候不建议病人自行使用大量的"抗氧化剂"，目前没有证据表明它对于修复放射性肺炎有大的帮助，"想当然"一般不会有太好的结果，一定要用也要在医生的指导下使用才安全可靠。

03. 食管梗阻

食管癌在放疗初期往往会伴有不同程度的吞咽困难和体重减轻，这个时候需要注意的是让病人尽可能地补充营养，否则会加重骨髓抑制，增加肺部感染的概率。在饮食方面，我们推荐采用化疗当中常常使用的肠内营养制剂，糖尿病病人可以使用益力佳。最好在放疗期间能够保持病人体重不变或者稳步上升，这从侧面反映了病人身体的免疫功能也许处于正常的状态。

当然，伴随着放疗的进行，大部分食管癌的病人都会有一种"通了"的感觉。放疗前吃饭觉得噎，但在放疗后会有很大程度上的缓解。这个时候一定要抓紧时间补充营养，为化疗，甚至是为手术治疗做好充分的准备。

我国有不少七十多岁的食管癌病人，自己也不知道自己患的是食管癌，每天做做放疗，不挡吃不挡喝，又活了四五年的大有人在。高蛋白、高能量、少吃多餐是核心的三个要素。

第四节　放疗在腹盆腔时候的饮食选择

腹盆腔放疗最多见的是宫颈癌和直肠癌，另外还有胃癌、肾癌等其他肿瘤。我们所关注的射线副损伤的部位主要是那些活跃的肠子以及脆弱的膀胱。

01. 粘连性肠梗阻

人的肠子是最活跃的，每天都在不停地蠕动，运输食物和食物的残渣。试想一下，这些肠子在经过射线的"烧烤"之后，很可能会出现各种令人意想不到的问题。

粘连是最常出现的，我们可以想象一下，刚刚做好的烤鸭薄饼，我们可以用手把它们一张一张地分开，但是过了一夜，又用微波炉加热过，那么这些薄饼就会粘在一起。肠子也是这样，如果出现了粘连，而且粘连成的角度非常刁钻，这就很有可能导致食物卡着过不去，造成肠梗阻。

一旦发生肠梗阻，出现排气排便减少、肚子胀或者肚子疼的症状，就要去医院看看了。如果医生发现肠子并没有旋转，肠子的血液供应没有受到影响，就可以通过保守治疗让肠道自行恢复。例如，先暂时不吃不喝一段时间，通过输液来维持，或者在医生的指导下少量喝一些食用油来进行润滑。

当然，阻止肠梗阻发生才是最重要的。病人在饭前饭后加强一些活动，如慢走、跳广场舞等都可以，这样一方面可以促进肠道的蠕动，增强食欲；另一方面也可以减少肠子粘连的机会。试想一个人吃完了就躺在床上睡大觉，这个时候肠道的位置相对固定、停滞，才容易形成粘连。

02. 放射性腹泻

放射性腹泻和化疗相关性腹泻有些类似，都是在一定的理化因素刺激下，导致肠道的炎症反应加剧，出现渗出增多，甚至肠黏膜损伤脱落的现象，导致大便变稀、大便不成形、大便次数增多的症状。

这个时候家属就要注意病人膳食纤维的摄入量了。我们知道，纤维素包括可溶性和不可溶性纤维素，其中的不可溶性纤维素可以促进大便的成形和排出，对人体本身是有益的。但是当放射性肠炎发生的时候，人的排便已经很多了，这个时候再增加这些"促排便"的东西，不但会进一步增加腹泻，还有可能导致大便变得更硬，摩擦肠道黏膜，造成肠道黏膜进一步的损伤和脱落，所以要减少一些不可溶性纤维素的摄入，如空心菜、韭菜、芹菜、莲藕、竹笋等。

03. 放射性膀胱炎

有时候病人会出现尿频、尿急、尿痛及血尿的症状，这便提示也许发生了放射性膀胱炎，常发生在膀胱癌、前列腺癌、子宫颈癌、直肠癌等盆腔肿瘤的放射治疗期间或放射治疗后。

膀胱炎一般不要命，却让病人遭了不小的罪。放射性膀胱炎的发生主要是由于放射区域包含膀胱，并且放射剂量超过了膀胱的耐受量导致的。为了减少这种症状的发生，病人在平时应注意多饮水、多排尿，减少浓缩尿液对于膀胱和尿道的刺激。

第五章

吃货，
别再这么吃了

第一节　剩饭当中隐藏的定时炸弹

很多朋友都有这样一个体会，每次家庭聚餐，无论你再怎么强调少做几个菜，爸妈总恨不得做一桌子好吃的等你回来，最后总会剩一大桌子菜，老两口就会说这一周的饭都剩出来了。也有的朋友每天晚饭会多做一些，把饭菜装在小饭盒里第二天带走当作午餐便当。无论是在中国还是日本，吃剩饭似乎是每个家庭的必修课，特别是老人，糟践粮食是他们最看不得的。无论你怎么和老人强调吃剩饭剩菜不好，老人们还是会默默把昨晚的饭菜热好了吃掉，然后给你做几个新菜。

剩菜到底能不能吃？怎么吃才是健康的呢？

01. 宁可剩肉，也别剩菜

有些人会觉得，肉放一宿肯定会蛋白质变质，从而生出有害的物质，而蔬菜放一放看上去没有什么关系。这可就大错特错了，如果最后有两盘菜———一盘肉，一盘蔬菜，让你选择吃掉一个、剩下一个，也一定要把蔬菜吃掉。这些看起来不会腐烂的东西，反而会生出可怕的物质，那就是亚硝酸盐。

亚硝酸盐是食物当中常常产生的物质，它是一种强致癌物质，在腌菜当中含量最高。当蔬菜在常温下 6 个小时、冷藏 24 小时后，微生物就有可能开始滋生，把蔬菜当中含有的硝酸盐，转化为有毒的亚硝酸盐，这些食物如果长期被人体摄入，就会大大增加胃癌、食管癌等癌症的发生。而肉类食物中所含的硝酸盐量较少，在冷冻情况下，大部分蛋白质会保存良好，彻底加热的话，滋生的少量微生物也会被去除，不会对人体造成损害，所以荤菜在冷藏或冷冻保存的情况下可以保存 1—2 天。

我们有一个结论，剩菜在 24 小时内吃掉，剩肉可以在 48 小时内吃掉。因此，对于带饭的行为，我是支持的：它一方面可以降低吃外卖的频率，一方面也避免了浪费。但要记得，第一天的午饭最晚第二天中午就要吃掉，不要放到晚上，更不要放到第三天。

02. 发霉食物最可怕

在选择加热剩饭剩菜的时候，一定不要看都不看就直接扔进锅里或者微波炉里，至少先要看一下，或者闻一闻，如果看到黄白色的斑点，或者有怪异的味道，那一定要果断舍弃。就算爸妈再怎么说："你不吃我吃！"你也要坚决地反问他们一句："剩饭贵还是看病贵？"

食物发霉主要是因为食物本身是个很有营养的培养基，如果有一些细菌掉在了里面，很可能利用2—3天的时间大量繁殖，成为一团团细菌团，这个时候哪怕是加热，也许都不能完全去除，进食之后可能会出现腹泻的症状。但是这并不是最可怕的，可怕的是一些食用油（特别是劣质食用油）、坚果类（例如花生）、大豆放置久了之后，会产生一种叫作"黄曲霉素"的毒物，这种东西可是非常可怕的，它是目前已知食物当中最强的致癌物质，其致癌力是腌制食品的700倍，是亚硝胺诱发肝癌的能力的75倍，是苯并芘（烧烤）的4000倍。大多数癌症的发病都和这种毒素的摄入存在相关性，特别是肝癌。

不但不要吃剩太久的花生、大豆等，在外面的时候也一定要少吃炸鸡、炸肉串的食品，这是因为，一方面肉的新鲜度不能保证，另一方面大部分餐馆的用油都不按时更换，其中含有的有害物质，就够你"喝一壶"了。

03. 剩饭剩菜切忌反复加热

如果确定要剩饭剩菜，那么最好安排好下一次吃的时间，例如，第二天带饭，或者第二天晚饭作为一个菜来优先吃掉，如果觉得以后也不太可能吃的菜就果断弃掉，不要因为怕浪费就留下。要知道，一个不知道什么时候留下来的剩菜，比任何食物都要可怕，因为你压根不知道这里面可能有什么东西。

在准备剩菜的时候，不妨先把这些东西分类，并且适当进行分装。例如，蔬菜就放进餐盒准备直接热了吃掉，剩下的红烧肉如果量太大可以分为两半，一半第二天中午吃掉，另外一半第三天也务必吃掉。

有些人喜欢先把剩菜全都热好，吃剩的再重新放回冰箱。其实这样的反复加热，会让肉类当中的蛋白质都损失在了解冻的过程当中，肉虽然吃下去了，但是根本无法成为身体当中的营养，那剩菜的意义又何在呢？只是因为不想浪费吗？

在剩菜加热的过程中要注意彻底加热，带汤的菜最好加热到菜汤沸腾3分钟以上，肉也要保证热透，如果肉只是外面热了，里面还凉着，就达不到杀灭细菌的效果，也许吃下的大部分都是活性很强的细菌，它们会在你的肠道当中闹翻天的。我的同事有的时候着急上手术，菜没怎么热透就吃，我都会让他们再等一等。有一次我说："你们这么吃饭，和把饭扔在厕所地上然后吃了有什么分别？"好像就是从那以后，这些家伙再也没这么干过了。

04. 会吃剩饭剩菜最重要

把剩饭剩菜变废为宝也是一门学问，例如，有些菜反而只有剩了之后才好吃。米饭煮好放在冰箱，凉了之后再做成炒饭，才能做成颗粒分明的黄金炒饭，原本剩下的肉也会因为第二次加工变得更加烂软、入味，可以将炖排骨轻易改成糖醋排骨，轻松增加新鲜感。

当然，无论如何都最好不要为了剩而剩，在做饭的时候最好就要掌握好量，另外，也要使孩子养成"光盘行动"的习惯。

第二节　就咸菜吃咸鱼，沿海一带可要小心了

在东部的海岸线上，从日本到韩国，再到我国东部沿海的江苏等地，胃癌的发病率高得离谱。2015年，华东一带胃癌发病18万人，食管癌发病12万人，远高于临近的华中地区的9万人和7万人。另外，在广东一带，鼻咽癌的发病率占全国发病率的60%，甚至有人形容鼻咽癌为"广东瘤"。

经过科学家们大量的研究，人们发现在传统的食物当中，隐藏着这些危机。

01. 吃了几千年的咸鱼，突然就致癌了

在沿海一带的人，大多靠捕鱼为生，但是在夏季，捕到的鱼吃不完，古代人就想留到冬季或者产鱼淡季再食用。但是人们发现在储存的过程中鱼肉很容易腐烂，就想了个办法，把鱼进行腌制并晒

干，做成了著名的咸鱼。这是一种非常常见的民间加工方式，但是今天也不得不戴上一个"不健康食品"的帽子。世界卫生组织和联合国粮农组织联合专家组发布的《膳食、营养与慢性病防治》报告中明确把咸鱼定为了 I 类致癌物，认为中国式咸鱼会致癌，经常吃咸鱼会增加患鼻咽癌的风险。

要知道，我们现在认为的科学，也许很多年后不一定真的正确，所以批判性地看待那些中国式的传承更是十分必要的。况且，我们的老祖先不是因为咸鱼健康才这样去制作，而是因为那个时候没有冰箱这样好的储存手段罢了。腌制的咸鱼当中，很可能会亚硝酸盐超标，而这些亚硝酸盐又会和鱼肉当中的蛋白质相互作用，形成强致癌物质亚硝胺，这才是我们最担心的事情。

很多朋友会说，我们家老人一辈子吃咸鱼，吃到 90 多岁了，也没事啊。没错，在癌症面前我们只能讲概率，没法讲个案，我们只知道咸鱼会增加癌症发病的比例，所以科普这方面的知识，是希望从总人数上降低癌症的比例，适当地、偶尔地吃并没有大碍。

02. 咸菜腌菜可调味，但不能当饭吃

我曾经有位病人非常纳闷地问我："我这辈子从来不抽烟、不喝酒，怎么年纪轻轻就得上食管癌呢？"其实在我们中国的烹任当中，亚硝酸盐几乎无所不在，其中亚硝酸盐含量最高的是腌菜和泡菜。

泡菜之所以用盐腌制，也是因为盐可以抑制大部分细菌的生长，

经过一定的腌制和发酵，可以让蔬菜变得非常有口感、有味道，作为下饭的食品那是再美味不过的了。但是这个过程会产生大量的亚硝酸盐。在腌制的5—7天内，是亚硝酸盐含量上升到顶峰的时候，这个时候恰好也是泡菜既不烂，也入味，口感最佳的状态。所以很多朋友会在这个时候把泡菜取出来吃掉，这是非常不正确的做法。如果能再耐心等几天，泡菜腌制超过9天后，亚硝酸盐的含量就会逐渐减少，大约15天后，亚硝酸盐的含量就差不多减少到国家规定的标准值以内了。所以我个人建议泡菜入坛15天后再取食。

另外，有些人会选择一次做很多泡菜，边泡边吃，这个过程泡菜有可能会受到不同程度的污染，增加了细菌滋生的可能性，因此建议泡菜够吃即可。同时，腌制的时候如果盐的含量不够，会降低杀菌的作用，所以建议泡菜盐水的浓度不要低于6%，也就是100毫升水当中至少要有6克盐（3—5匙）。

沿海一带的朋友，旧观念要改一改了，多吃新鲜的鱼，多吃当季的水果蔬菜，离健康就又近了一步。

第三节　懂科学的人，吃烧烤不致癌

我们这些外科医生，有时候也会"不正经"一下，几个同事在三伏天的夜晚，找个烧烤店撸串把酒言欢，这是再正常不过的事情了。我们也都知道，烧烤本身是"有可能"致癌的。只是，这个可能性虽然存在，但是并不高，而且最重要的是，它是可控的。不同的烧烤，不同的人做出来的烧烤，可能一个是人间美味，一个却是癌症的罪魁祸首。

烧烤的历史可追溯到上古时期，我们人类早在石器时代就懂得了使用火来加工食物，从而让人类的文明飞速地发展。也就是说，从生理结构上，人类是可以吃烧烤类的食物的，毕竟烧烤没有淘汰人类，反而促使了人类的演化。

但是当人进入现代，当平均寿命已经不再是之前的平均三四十岁，而是七八十岁的时候，烧烤这类食物所带来的微小损伤有可能会累积成不可逆转的结局，例如癌症。

本身无害的食物，采用蒸煮等方式烹饪时一般不会导致有害物质的产生，但是如果采用烧烤或者熏制的手段，这个过程当中就有可能产生一种叫作苯并芘的物质，这是一类比较明确的致癌物质，在大量哺乳动物的实验当中都能发现它可以明显促使动物的器官发生癌变。

但是不同的人做的烧烤，苯并芘的含量可能完全不同。有科学家曾经用烤香肠做过这么一个实验，第一次烤的时候，他让火和香肠直接接触，这导致在最后的成品当中，香肠直接被烤焦了，而且苯并芘含量为 10.7 微克 / 千克。但是当他更换了烧烤的方法，让香肠和火相隔 5 厘米，这样烤出来的香肠不但十分美味，而且苯并芘的含量只有 0.67 微克 / 千克，这只比美国要求的饮用水的标准（0.2 微克 / 千克）高了些许，虽然不能说绝对安全，但是偶尔吃一次完全没问题。当这位科学家进一步改变方式，在火焰的侧面烧烤的时候，苯并芘的含量甚至降到了 0.1 微克 / 千克。

之所以高温烧焦的食物当中最容易有苯并芘，这可能与碳水化合物、脂肪等物质在高温下的蛋白质变性相关。这就提示我们在烧烤的过程当中，可以做以下这些尝试：

·勤翻面,防止某个局部被烤煳,烤焦的部分坚决不吃。

·用电和气取代炭火,减少木炭或者石炭产生的油烟,减少高温烧烤的时间。

·掌握好"火候",烧烤的时候适当增加肉与火之间的距离。

·给食物加个"外套",用锡纸、菜叶等包裹后再与炭火接触。

·搭配水果或蔬菜烧烤,营养均衡,降低危害。

·适当减少烧烤次数。

虽然研究提示,烧烤确实是一种可能致癌的食物,但是每周吃多少次烧烤,每次烧烤吃多少量都没有严格的规定。这很好理解,虽然一个东西有害,但只是偶尔吃一次的话,并没有让风险持续累积。例如,矿工常常会患尘肺病,但是偶尔下井的工程师却很少得此病。

将肉尽量切小块、切长条,这样可以保证肉刚接触火即熟,是真正的"外熟里嫩",而不是肉的表皮已经烤焦了,里面却还生着。另外,一定要在火候刚好的时候再烤,不要因为一堆人的催促,就强行在火候不够的时候烤。

其实,无论是韩国人还是美国人,在吃烧烤、油炸食物的时候,往往都会配生菜、洋葱、番茄等食物一起食用,并且搭配面包、馒头这些主食,这是相对健康的烧烤搭配。一方面,蔬菜中的维生素C等物质会中和苯并芘对人体造成的损伤;另一方面,适当增加蔬菜、水果及碳水化合物等食物,也可以在一定程度上增加饱腹感,减少肉类和烤肉的进食量,这不但减少了苯并芘的摄入,也减少了发生肥胖的可能性，无论是癌症风险还是心脑血管风险都会降低。

　　但是中国人刚刚从吃不饱饭的时代飞跃到了想吃什么就吃什么的时代，很多老年人看到肉还是十分兴奋，嘴上一边说着现在的肉味一年不如一年，一边吃个不停。所以如果出去吃烧烤，记得让孩子和老人都养成一口肉、一口菜、一口饭的习惯，不要等把肉吃够了，眼睛里才看得见别的。

第四节　夜宵吃得好算吃货，吃不好是吃祸

经常有人问我，吃夜宵会不会得胃癌？

太晚进食往往被认为会"伤胃""使胃得不到休息"，甚至还被认为是胃癌发生的罪魁祸首。在新闻报道中，"年轻白领常年加班吃夜宵患胃癌"这样的标题也不时出现。然而，即使在一些个例中"常吃夜宵"和"胃癌"真的先后出现，也不能说明它们之间存在联系。

实际上，吃夜宵能够增加胃食管交界部癌，也就是贲门癌的风险，而不是胃癌。

01. 胃黏膜要在夜晚修复吗？

经常有留言提到，夜晚是胃黏膜细胞休息恢复的时间，这时候不能刺激它蠕动，要让它好好"睡一觉"。如果这个时候进食，会

对它们造成严重的损伤，甚至可能致癌。这种说法是否有道理呢？

和身体其他部位的黏膜或者皮肤一样，胃黏膜平时的修复依靠的是上皮细胞不断地更新换代。胃肠黏膜是体内增生最迅速的组织之一，增生和生长与表面细胞剥落所致的细胞丢失之间保持平衡状态。新生细胞从增生区向表面移动，并逐步分化为表面上皮黏膜细胞，与此同时，衰老的上皮细胞从表面剥落，并被周围的上皮细胞吞噬而得以清除。胃黏膜大约 3—5 天就会完全更新一遍。黏膜细胞这种更新换代的过程是持续进行的，并没有研究发现它与昼夜节律之间存在相关性。因此，流言中提到的胃黏膜要等到夜间休息时才能修复、夜间进食会阻碍修复的说法是没有根据的。

02. 吃夜宵患胃癌？没有证据支持

流言中提到的理论解释没什么道理，那么有没有研究数据提示吃夜宵和胃癌风险有关呢？答案也是没有。在 Pubmed 等医学数据库中检索可以发现，目前还没有研究将进食时间晚（以及进食到睡眠之间的时间间隔短）与胃癌风险联系起来。

在提及胃癌的风险因素时，英国癌症研究所、美国癌症研究所、循证医学数据库等权威机构和各个诊疗指南也均未将进食时间纳入其中。虽然各个专业机构都认为饮食是影响胃癌发病的重要因素，但他们所强调的是"吃什么"而非"何时吃"，过多的盐和腌制食品摄入才是真正与胃癌有关的风险因素。

03. 吃饭太晚，食管可能受伤

并没有证据表明吃夜食与胃癌发病存在相关性，不过如果吃饭时间太晚，并且吃完就去睡觉，确实也可能给消化系统带来一些麻烦。

一些研究显示，从进食到睡眠的间隔时间太短会增加胃食管反流的发生风险。而胃酸反流不仅会带来"烧心"的不适感觉，而且也会损伤食管。食管黏膜如果长期处于胃酸的刺激下，就有可能产生所谓的"不典型增生"，逐渐发展为癌前病变，进而增加病人患食道癌的风险。

有研究显示，从进食到睡眠间隔时间短确实是食道癌发生的潜在风险因素。在2014年8月刊登于《肿瘤外科年鉴》期刊的一篇论文也指出，这一因素与胃和食管交界处发生的贲门癌也有关联。不过好消息是，这些研究也发现，只要避免吃完夜宵就睡觉的情况，并在餐后散散步，就可以降低这一风险了。

04. 夜宵吃什么最健康？

推荐大家考虑吃含有碳水化合物少、低脂肪和高蛋白质的食物。

燕麦牛奶。燕麦片含有丰富的可溶纤维和B族维生素等，能够增加人体的饱腹感，而且并不产生大量的能量，避免你睡觉之后，身体却在偷偷长肉的现象发生。而牛奶当中含有大量的蛋白质和人体需要的钙、铁等微量元素，因此两者的结合既是"干"和"湿"的结合，也是营养的好伙伴。不仅健康又饱腹，还可以搭配水果、坚果等食用，更加营养美味。在选择的时候，我们应该选择加工程度低、没有添加糖的燕麦片，而不是那种有各种食品添加剂的麦片，糖的热量很高，而且并不是身体所必需的营养成分。在夜间食用，可以选择即食燕麦片等，这样在吃的时候只要拿热牛奶冲泡几分钟就可以食用了。

新鲜果蔬。夜宵最好的食物莫过于蔬果，水果并不像蛋白质那样有着刺激胰腺和胆囊大量分泌消化液的作用，还可以提供大量的膳食纤维，促进第二天早晨的正常排便。同时，蔬菜和水果还含有大量的维生素和矿物质，但是能量很少、热量低，是夜宵当中的一股清流。

豆类食物。晚上的时候，吃煮毛豆和煮花生也是不错的选择。首先这类食物富含大量的蛋白质；其次大豆和坚果类食物富含的维生素非常可贵，在大鱼大肉之后，来一些原味的食品，能让你清楚地感受到豆子本身的魅力，放松你的味蕾。但是坚果的量也一定要控制，因为其脂肪含量很高，每天最好吃 25—30 克即可，一般一小袋就够。

水。如果睡前不小心吃了很多口味很重的夜宵，记得用饮水促进一下食物的排空，也能在一定程度上中和胃酸。在进食和饮水之后，尽量活动 30 分钟后再睡，这能够有效减少大量胃酸的反流。

"吃夜宵导致胃癌"的说法缺乏证据支持，不过进食后很快睡觉可能导致胃食管反流并损伤食管，所以吃夜宵导致食管癌和贲门癌是有一定根据的。睡觉前，不是说什么都不能吃，但是撸串还是要克制啊！

第五节　爱吃辣，会不会致癌

我们总说让大家少吃烫食物，少喝滚烫的热茶，曾经就有那么一位老大爷在门诊问我："辣椒吃进去也火辣辣的，是不是也要少吃点？"我当时真的有点被问蒙了，觉得似乎也有些道理，因为从英文的角度，"hot"这个词汇既表示"热的"，也表示"辣的"，于是我晚上回到家立刻打开电脑就查了起来。

理论上讲，我也总是感觉辣椒会对黏膜造成刺激，那么会不会就因此导致癌症的发生呢？在看过大量的研究之后，我得出一个结论：适量的辣椒能防癌，过量的辣椒会伤胃。

辣椒里面有什么？辣椒有很高的药用价值，红辣椒富含辣椒红素、大量维生素 C、胡萝卜素、硒元素、B 族维生素、柠檬酸、苹果酸、多纤维素、微量元素钾铁锌等。另外，红辣椒中的维生素 C 含量是蔬菜当中最高的，100 克辣椒当中的维生素 C 含量高达 144 微克，是番茄的 10 倍。另外，辣椒中的胡萝卜素含量也是一般蔬菜的 2—4

倍，仅仅比胡萝卜稍低一些而已。所以说，辣椒并不只是一个看上去热情似火，给人无限食欲的调味品，它本身就是一种营养极为丰富的蔬菜，因此适量地食用，是一种非常好的防癌食品。

辣椒里面主要含有的一种特殊成分就是辣椒素，这种东西可以从辣椒当中提取出来。辣椒素目前的作用非常广泛，不但对周围神经痛能够起到非常好的镇痛作用，还有保护心血管、抗炎、抗结石，甚至是对胃肠道有保护作用。

辣椒能够通过一条非常复杂的途径，和人体内许多器官和组织表面的辣椒素受体结合，发挥多种生物学功能。其中最不可思议的是，它可以通过减少胃黏膜分泌胃酸，并且刺激胃黏膜分泌黏液涂抹在胃表面，另外更重要的是通过促进胃底的血液流动，来预防或者缓解胃溃疡。20 世纪 90 年代起的大量研究都发现辣椒素能够通过影响肿瘤细胞的代谢，起到协助杀灭肿瘤细胞的作用。

北京大学公共卫生学院李立明教授的团队与牛津大学合作研究，发表在 2015 年 8 月《英国医学杂志》上的文章表明，他们发现常吃辣食者（6—7 次 / 周）的总死亡风险比 1 次 / 周的人群降低了 14%，其死于肿瘤、缺血性心脏病和呼吸系统疾病的风险也明显降低。这是世界从大样本流行病学的角度首次提出了辣椒的"养生"作用。

但是什么好东西也不是绝对的，辣椒素也是一柄双刃剑。吃过量的辣椒又会进一步加重胃黏膜受到的刺激，因此研究认为吃过量的辣椒也会导致胃溃疡，甚至使胃癌的发病率增加。例如，墨西哥的科学家在 1994 年的流行病学研究证实大量吃红辣椒的人群患胃癌的概率明显更高。然而，目前对于怎样判定"过量"并没有一个非常严格的标准。

因此，我们目前只能得到一个结论：适量的辣椒防癌，但是过量的辣椒，也许能够增加胃癌的发病率。

炎炎夏日，在重庆的防空洞里吃上一次地道的火锅，出一身汗，享受节奏放慢的生活，是很多人的梦想。但是每天在辣椒当中醉生梦死，不怕辣、怕不辣的川妹子、川汉子们的胃癌发病率到底如何呢？从 2015 年赫捷院士、陈万青教授团队所撰写的 *Cancer Statistics in China, 2015* 的数据来看，我国 2015 年胃癌发病共有 70 万人，其中 17 万人发病于我国的大西南部，也就是四川、重庆、云贵高原等地，它们都是胃癌的重灾区。

当然，这也许并不仅仅是辣椒惹的祸，同样还有腌菜、泡菜，以及火锅这种烫食的共同作用，另外川渝的很多饮食习惯，如"口水锅"等，也大大增加了幽门螺杆菌的传播。但是事实也提示了我们，也许"辣上瘾"并不是一种非常健康的生活方式，不但是对胃，对食管、肠道都是不小的刺激。

烤鸡翅是大学生们最爱的食物之一，其中有一种做法叫作"变态辣"鸡翅，有不少学生去吃，店家还为了搞营销噱头，大搞"吃超过多少串就免单"的活动，导致不少学生吃出了胃溃疡、胰腺炎等非常严重的疾病。那么，怎么吃辣椒最合适？

首先，辣椒切忌暴饮暴食。多年不吃一顿火锅，偶尔吃一次就吃大量的辣椒进肚，消化道完全没有任何防备，这个时候最容易造成急性的胃黏膜炎症，甚至胃溃疡。

另外，吃辣椒如果出现腹部不适、大便灼热感、腹泻，甚至痔疮加重，这都在提示食用辣椒的量超过了耐受剂量。有些人有种误解，认为吃辣的时候慢慢吃就可以，嘴上不会觉得很辣，所以辣椒吃个不停。但是，胃的排空速度是4—6个小时，并不是像嘴一样，吃一个咽下去一个，在1个小时之内吃的东西会一股脑儿全部进入胃里，所以尽管吃的时候不辣，但是造成的刺激依然会很大，因此，控制辣椒的摄入总量也同样非常重要。

要记住，只要不是辣过了头，辣椒就是个好东西。但是每个人对于辣椒的耐受程度不一样，你可以通过自己多年的经验，找到最适合自己的"辣度"。如果不小心吃上瘾吃多了辣椒，试着用一些冰牛奶来"解辣"吧。如果长期吃辣椒，又总有规律性的腹痛，那么别忘记做个胃镜哦。

第六节　那些年，我们吃进去的幽门螺杆菌

我曾经请一位朋友吃饭，菜还没上齐呢，她就有点反胃。吃到一半的时候，她直奔厕所吐了起来。我开始还以为她是怀二胎了，仔细一问才知道，原来她最近正在吃药，而且吃的是抗幽门螺杆菌的四联药物。我多嘴问了一句："为什么突然想起治幽门螺杆菌了？"

她也是医生，很无奈地说："这不是我身边的人都在治嘛，说带这个菌容易得胃癌，这不，我也去医院做了个吹气实验，发现有这个菌，就开始吃药了，而且还得让我老公一块儿吃，说才能根治得彻底，不容易复发。"

我又仔细询问了一下情况，发现她从来没有过规律的腹痛，只是在查出有幽门螺杆菌之后才觉得自己有点肚子不舒服，另外她家里也没有人得过胃癌。因为恐癌，甚至因为怕痛，她连胃镜也没有做过，直接吃起了药。

她对我说："岁数大了，还是怕死啊，得了癌就麻烦了。"

01. 幽门螺杆菌是"胃癌细菌"吗？

幽门螺杆菌其实是一种喜欢强酸环境的细菌，它非常特殊，在自然界中很少存在，最适合它生存的就是哺乳动物的胃，而幽门因为胃酸最为集中，幽门螺杆菌也因此得名（见图5-1）。

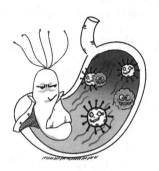

图 5-1　胃酸环境下，大部分细菌都无法生存，除了幽门螺杆菌

理论上讲，这个细菌如果在胃里大量繁殖，有可能会损伤胃黏膜，甚至肌肉层，从而造成胃溃疡。反复的感染，也可能会诱发胃癌的发生。所以很多朋友在电视养生节目上看到了这个消息，说不少人因此得了胃癌，一定要根除它以绝后患。

但事实是怎样的呢？

世界上有50%的人群是幽门螺杆菌的携带者，在中国，这个比例会更高一些，那是由咱们中国传统的饮食习惯决定的，因为我们没有实行分餐制度，咱们中国人讲究热闹和团圆，大家伙吃着一个热腾腾的锅里面的饭才像一家人，所以这就导致幽门螺杆菌的感染比例大大增加了。但是世界上这一半感染幽门螺杆菌的人当中，只有10%的人患上了消化性溃疡，而只有1%左右的人才可能患上胃癌，而且这1%还多见于溃疡病的病人。于是坊间就有了一句名言：无幽门螺杆菌，不溃疡；无溃疡，不胃癌。这句话虽然有一些科学道理，但还是稍微绝对了一些。

幽门螺杆菌并不是单纯的"肇事细菌"，它就像我们肠道的菌群一样，大部分时候也可以和我们人体和平相处。如果你说幽门螺杆菌和胃癌有相关性，那下面这些研究你会觉得更有意思。部分研究认为幽门螺杆菌感染的"病人"，哮喘和胃食道反流病发生的概率低，甚至还有研究认为，一个地区的幽门螺杆菌感染的比例越低，肥胖率越高。

这些研究的结果，并不代表事实真相，它只代表一种相关性。正所谓相关并不代表因果，同样的幽门螺杆菌，在一个人体内可以快乐地繁衍，并不造成任何伤害，但是在另一个人体内可能就是一个导致胃溃疡或者胃癌的定时炸弹。所以，它并不是一个像乙肝病毒、HPV 病毒那样的明确致癌因素，更多的还是要看它和我们的胃壁细胞"性格搭不搭"。

02. 发现了幽门螺杆菌，一定要治疗吗？

我和朋友说：来，我给你背背书，符合这么几条之一的话，才有抗幽门螺杆菌治疗的必要性。

一是消化性溃疡（包括胃溃疡和十二指肠溃疡）病人；

二是慢性胃炎伴黏膜萎缩或糜烂病人；

三是患有胃癌或有胃癌家族史的病人，幽门螺杆菌可能会加大患胃癌的风险；

四是有 MALT 淋巴瘤病人。

以上四种病人一定要做根除幽门螺杆菌的治疗（一般采用三联或四联抗幽门螺杆菌治疗）。

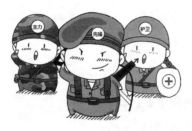

图 5-2　幽门螺杆菌的三联治疗模式（现多为四联治疗模式）

朋友说，她并没有规律性的疼痛。无论是饥饿的时候疼，还是吃饱的时候疼，她都没有，要不是现在吃药吃得天天吐，她就和健康的人没有什么区别。我当时便说，那别吃药了，听我的。如果有疼痛的话去查个胃镜，如果没有疼痛的话，看您的岁数，也可以等下次体检的时候做个胃镜看看。

不是什么胃病的锅，都要幽门螺杆菌来背。胃本身就只是一个消化器官，但是与小肠不同，胃所起到的作用，主要是存储和研磨。你可以把胃想象成一个大手，当食物进去的时候，大手就会不停地攘啊揉搓啊，直到把食物揉成一根细条，才更便于进入小肠，在小肠中完成营养的吸收过程。所以试想一下，你把冷的、热的、尖的、硬的统统往手里放，用手全部揉碎，那手估计已经破了皮了。既然连手都受不了，更何况是胃呢？

胃黏膜上皮细胞大概每 5 天会更新一次，损伤的上皮会脱落，新的上皮会生长，但是如果损伤太快了，更新的速度没跟上，那么时间久了，溃疡就产生了。幽门螺杆菌只是损伤环节当中可能的一个环节，并不能"负全责"。所以说，并不是胃痛就完全是细菌的罪过，也不是只要根治了细菌，胃痛就一定会好。

所以我经常对朋友说，如果有溃疡病，我们积极治疗；如果只是普通的胃炎，那先好好管管你的嘴吧！

03. 幽门螺杆菌治了之后还会复发吗？

有一个朋友老胡，说都治了三次幽门螺杆菌了，每次治完了都说是已经清除了，但是过了一段的时间之后，细菌又死灰复燃了。他每次都吃一大堆药，甚至听有的医生说，他的这个幽门螺杆菌对这些常规抗生素都已经产生耐药性了。我说，可不是嘛，你每天都打一样的农药，那活下来的虫子肯定是对农药有抵抗力的虫子啊，等这波虫子长起来，还拿什么杀？

我又仔细询问了一下老胡吃药的方法，我才发现中国的病人有时候自己都特别有想法，主意大得很，才导致治疗不规范。

首先，医生每次都是给老胡开了 14 天的药，但是他总是有一顿没一顿地吃，虽然最后也根治了，但是每次都没根除，总还可能残留一些细菌处于休眠状态，等这阵子抗生素的暴风骤雨过去之后，又雨后春笋般地生长出来。

其次，他每次吃完药之后，大夫让他过1个月再去复查吹气实验，来看其是否根除了幽门螺杆菌，可是他总是很心急，每次2周不到就去查，所以很可能他以为自己根除了，实际上只是骗骗自己而已。另外，不光自己要根治，自己的家人也要根治，并且注意家里的分餐制度。虽然我们通常是一大家子一起吃饭，但是可以往每个菜里面放个勺子，也可以教会小朋友用勺子先舀到自己的盘子里再吃饭，毕竟这也是一种健康文明的餐桌礼仪。

确实，有20%的病人在根治幽门螺杆菌的过程中第一次会失败，但是如果真的有必要根治的话（如严重的胃炎或者胃溃疡等），建议休息一段时间之后再次根治，这一点可以到专业的医院去就诊，评估是否更换抗生素，也就是换一种农药试试。

朋友听了我的话，没有选择继续根治，而是选择了轻松愉快地生活，半年后她鼓足勇气做了一次胃镜，发现除了有一些浅表的胃炎（胃镜的报告都会报胃炎，一般轻度的和浅表的胃炎没有关系，属于正常现象）之外，没有发现任何溃疡或者肿瘤的痕迹，胃属于非常健康的状态。

我们有些人会把疾病不当回事，每天抽烟、暴饮暴食也毫不在乎，但也有些人活得过于仔细小心，虽然没有得身体上的病，却得了心理上的病。因为害怕焦虑生病，反而导致自己为了不得病而活着，这样就有些矫枉过正了。

老胡呢，他听了我的话，这次乖乖地吃药，也和家里人实施了分餐。但是，这家伙有个习惯，爱在门口"撸串儿"。我跟他说："街边儿的小吃不是不能吃，但是既然您都是幽门螺杆菌的宿主了，说明您的胃很适合细菌定居。这样的话，还是尽可能注意一点食品卫生吧，不然细菌卷土重来了，又要重新根治一次。"

04. 副作用出现，不要怕，要评估利弊

在《天龙八部》里面，段誉吃了一个毒蜈蚣之后，又吃进去一个毒蛤蟆，才中和了蜈蚣的毒性，还顺便让自己百毒不侵了。同理，有时候，我们明知道药物有不良反应，但是两害相较取其轻，这个道理相信大家都能懂。

幽门螺杆菌本是和我们共生的细菌，但是如果真的对我们造成了伤害，那么该治疗的时候，绝对不要手软，必须要足剂量、足疗程，才能达到最好的效果。如果都像老胡一样三天打鱼两天晒网，最后吃亏的是自己。

从临床上看，目前约 50% 的病人在幽门螺杆菌的治疗中会出现不同程度的药物不良反应，大部分是恶心、呕吐、疼痛这些不适。也有少部分会因为抗生素过敏而出现皮疹、皮肤瘙痒、哮喘发作，甚至发热等症状。

"是药三分毒"这句古话有一些道理，所幸的是，西医的副作用都是明确的、可预防的、可治疗的。如果必须要治，就看这些副作用是不是超出了我们能够耐受的范围。反过来说，如果没有治疗的必要性，因为怕得癌，反而治出了毛病，那就得不偿失了。

第七节　你还在这样喝酒吗？快停下吧！

每个国家都有自己的酒文化，无论是在贝加尔湖畔的极光下来一杯伏特加，还是在威尼斯的小酒吧来一杯葡萄酒，又或者在内蒙古的草场上干一杯烧刀子；无论是职场应酬，还是情场失恋，抑或派对庆祝，我们都离不开酒。酒精能够活跃人的五感，让人能够轻松地释放自己，感到欢愉。

我是会喝点酒的，经常喜欢喝点为写文章助助兴。那你可能会问，一个肿瘤外科的大夫都喝酒，那喝酒到底会不会致癌呢？

01. 饮酒致癌这件事并不是新闻

我们已经明确地知道，饮酒与许多癌症的发病脱不开关系，一方面是由于酒精对消化道黏膜的直接刺激；另外一方面是酒精的代谢产物对一些重要脏器，如肝脏进行破坏，之后会出现慢性损伤和炎症，逐渐演化为癌。目前认为，各种癌症与酒精摄入的相关性如表 5-1 所示。

表 5-1　癌症类型与饮酒相关百分比

癌症类型	饮酒相关百分比（%）
口腔癌	41
喉癌	23
肝癌	22
食管癌	21
乳腺癌（女）	16
结直肠癌	13

这组数据说明，100 个食管癌的病人当中，21 个病人可能和饮酒的关系更大。它并不是说，这些人喝了酒之后癌才长出来，而是考虑了除了喝酒以外的其他因素之后，发现他们相比于其他人，吸烟等不良的生活习惯并不突出，只是喝酒这一项比较特别。所以从表格中我们看到，口腔、喉、食管这些首当其冲的器官，对于酒精的腐蚀没有太强的抵抗能力。

但是这篇文章带给我们的，并不是酒精致癌这个新闻，这个我们早就知道了。这篇研究告诉我们的，更多的是在"机理"层面，这是科学家第一次从干细胞的层面看到酒精的影响，进而为开展更多的研究奠定基础。例如，研究发现酒精与干细胞的 DNA 破坏相关，而这又是和著名的抑癌基因 p53 基因相关等。

这篇研究的结论是，我们发现了饮酒致癌的内在原因，但很可惜，这篇文章并没有办法告诉我们怎样喝酒是好的，它只是告诉我们，酒精的确不是个好东西。至于应该怎么喝才是最好的，仍然需要更多的研究来揭晓答案。

02. 中国人酒文化的现状如何？

中国人是出了名的爱酒，无论是结婚宴席还是社交工作，我们似乎都离不开酒。例如，唐朝的李白就是无酒不欢，有人说如果没有酒，他根本写不出"君不见，黄河之水天上来，奔流到海不复回"这样豪情万丈的诗词。

外国人谈事情是在办公室，而中国人谈事情习惯在酒桌上，在国外我们喝酒更多时候是为了暖场，而在国内似乎不喝高了都没法正经说话。因此很多时候朋友们会把在酒桌上的"一口闷"行为当作一种豪爽的证明，但这对于自己的身体着实是有害的。

还有一类人更加需要被唤醒，是那些以养生为目的的饮酒者。药酒是中国的特色，似乎泡上各种蛇、蝎子、枸杞之类的就是养生、就是长寿了。但是实际上，研究发现，这些所谓的养生噱头，可能都是非常冠冕堂皇的借口罢了。药酒并不能让你获得更好的人生，反而更有可能毁掉它。

03. 有一类人，千万别逞能喝酒

我们经常能在酒桌上看到那种喝酒"上头"的朋友，还没酒过三巡呢，就一个个脸红得像关公一样，有些甚至红得发紫，手按上去都能出个白印子。这是因为，那些喝酒脸红的朋友们，体内乙醛脱氢酶似乎发育得不太好，乙醛在体内没法代谢成为乙酸，这是中国人基因当中最明显的一个缺陷，也就是编码 ALDH2 蛋白基因的缺陷，导致乙醛脱氢酶的活性比西方人（或者说比我）要差得多，也许我 10 分钟就代谢干净的酒精，他们需要 10 个小时都不止。

所以我掐指一算，这种朋友最好早点戒酒。因为虽然乙醇对人体的损伤并不大，但是乙醇的代谢产物——乙醛是对身体伤害最大的东西，乙醛在身体里蓄积，会导致人体的干细胞大量凋亡，这也是致癌的核心因素。

所以喝酒上头其实不是坏事，而是非常明确地提醒你：既然没有金刚钻（乙醛脱氢酶），就别再逞能揽瓷器活儿（喝酒）了！

04. 酒能致癌，就毫无价值吗？

众所周知，从目前的研究来看，少量的红酒可以刺激血液循环，减少心血管疾病的发病。少量饮酒一方面能减少心血管意外的风险，一方面又能致癌，那到底喝还是不喝呢？

我认为：适量即可。毕竟，人活一辈子，没有谁能活着离开。

这里提供一个美国临床肿瘤学会（ASCO）的建议——女性每天饮酒不超过 1 听（350 毫升）啤酒或 1 杯（150 毫升）红酒或 1 两（50 毫升）白酒，男性每天不超过这个量的 2 倍。

第六章

预防癌症，
你得这么吃

第一节 一封来自美国癌症研究所的抗癌须知，请查收

如果你打开互联网，在网上输入 www.aicr.org，你就会看到一个制作精良的网站，这就是美国癌症研究所的官方网站。上面有着更新到今日的抗癌信息，包括抗癌食谱指导、戒烟戒酒指导、心理放松和疏导、运动指导以及癌症研究的新闻。

这是纯英文网站，因此一般的老百姓看起来可能有些费劲，而且也并不是所有信息都适合我们参考（例如，美国人和中国人在饮食习惯上存在很大的差异），因此，我们只选择其中重点的内容来看，目前世界最权威机构对于癌症预防的共识到底有哪些。

美国癌症研究所建议：

·在不出现体重过低（BMI＜18.5）的情况下，尽可能控制体重在正常范围内。

·每天至少进行 30 分钟的锻炼。

·避免含糖饮料，高能量密度食物的摄取应限制。

·吃多种蔬菜、水果、全谷类和豆类食物。

·减少红肉（如牛肉、羊肉和猪肉）的摄入，避免食用加工肉类。

·尽量不饮酒。如果已有饮酒习惯，男士应限制饮酒量在每天 2 个酒精单位以下，女士则限制在每天 1 个酒精单位以下。

（注：1 个酒精单位为 10 毫升纯酒精，约相当于 360 毫升啤酒或 150 毫升干葡萄酒或 45 毫升白酒）

·减少含盐量高的食物或腌制食品的摄入。

·不要使用任何防癌药剂（主要指市场上大量的防癌保健品）。

·纯母乳喂养最好持续 6 个月以上，随后再逐渐添加辅食。

·肿瘤病人治疗后也应遵循预防癌症的膳食 / 生活方式指南。

·任何时候都不要吸烟。

我们可以这样理解，在人患癌的因素当中，有三分之一是"吸"出来的，三分之一是"吃"出来的，另外三分之一归结为遗传因素和其他因素。有些人一辈子抽烟喝酒活到 100 多岁，有些人一辈子不抽烟不喝酒 40 多就得了癌，这又是为什么呢？这是因为不同人之间的"遗传易感性"不同。也就是说在同样的环境下（烟、酒、饮食当中的有害成分相同），有些人的癌基因在抑癌基因和免疫力的监督下就能守得住底线，不会被带跑发生变异；而相反有些人的基因很快就出现了变异，最终演变为癌细胞在体内肆虐。

目前我们无法改变遗传因素，我们唯一能改变的是我们的生活方式。作为肿瘤科医生，我想对大家说一句话：你的一生一定不是为了"不得癌"而活，而是为了健康的生活本身而活。

01. 癌症：对不起，我喜欢胖子

我国正在由发展中国家逐步迈向发达国家的健康水平的过程中，与此同时，我国的癌症谱，也正处在从"穷癌"转变为"富癌"的过程当中。

所谓"穷癌"，就是因为贫穷导致的食品感染及营养缺乏，或者细菌及病毒感染的肆虐造成的癌症。例如，不规范的血液制品造成的乙肝和丙肝感染暴发引发肝癌，不洁性生活史导致的 HPV（人乳头瘤状病毒）感染引发宫颈癌，又或者是土壤和水当中硒元素的缺乏造成的食管癌等。

而富癌正相反，是人的生活水平不断提高之后，饮食结构失调，人体肥胖、运动减少、生活压力增高所造成的一系列机体代谢紊乱导致的癌症。例如，城市地区的高脂饮食、久坐、缺乏锻炼和精神压力都会增加结直肠癌、膀胱癌和前列腺癌的发病，乳腺癌和甲状腺癌则被认为与一些激素、辐射有关，美国著名的乔布斯也因胰腺神经内分泌癌去世。这些因素都是引起"富癌"的潜在原因。另外，富癌好发于发达国家的原因，也和人口平均寿命增加有一定的关系。

那么为什么生活水平上去了，癌症的发病率不降反增呢？科学家们发现，似乎一切都和肥胖有着千丝万缕的联系。2003年，美国癌症研究所发布的大型前瞻性研究确立了这种关系。这项研究涉及90多万美国成年人（404576名男性和495477名女性）。分析发现，与体重正常者比较，队列中最重的男性成员（体重指数BMI > 40）所有癌症的死亡率风险增加52%，BMI在35—40组的风险也升高20%。BMI高于40的女性所有癌症死亡风险增加62%。

随后，在2014年医学期刊《柳叶刀》上发表的一项流行病学调查显示，较高的体重指数与10种常见癌症的发病风险增加有关。这是同类研究中规模最大的一项，共纳入了超过500万英国成年人的数据。来自伦敦卫生和热带医学院的研究者们估计，每年在英国有超过12000例这10种癌症的病例与超重或肥胖有关，并且如果人群的平均BMI继续增长，每年还会额外多出3000余例癌症病例。

美国癌症研究所也认可这样的说法，目前认为肥胖也许并不是癌症发病的原因，但也许是一种"早期的征兆"，也许致癌基因在肥胖的病人体中更加活跃，从而导致了癌症的产生。

那么肥胖为什么会增加癌症的风险呢？目前最主要的学说是胰岛素抵抗学说。肥胖病人往往伴随着代谢综合征，而胰岛素，一个本身负责降低血糖的蛋白质，在代谢综合征的病人当中会出现胰岛素抵抗的现象，也就是原本同样多的胰岛素，不如以前管用了，于是便会刺激胰腺分泌更多的胰岛素，这些胰岛素能够促进癌细胞在低氧状态下的存活，增加癌细胞存活的概率。因此，控制体重可以说是降低癌症发病率的核心环节。

02. 甜食：爱吃甜食的人，运气似乎不太好

目前，没有直接的研究能够证明，吃糖和癌症发病有什么直接的联系，但有大量的研究证实，在患癌的人群当中，吃糖的比例明显比正常人要高很多。那么，有些朋友会问，这难道不能说明吃糖会导致癌症吗？相关性不代表因果关系。

美国癌症研究所认为，糖虽然不能够直接导致癌症，但是糖的摄入过多一样会导致肥胖的发生，因此会启动"胰岛素抵抗"的开关，从而增加癌症的发生风险。

在日常饮食当中，可以做如下调整：

- ·把苏打水更换成不含甜味的气泡水。
- ·选择不加糖的茶。
- ·在饮用水中加入五颜六色的水果进行调味。
- ·用肉桂和可可粉来替代咖啡中的糖。
- ·带一些健康的零食，例如：坚果、新鲜水果或者水果干等、全谷类零食，舍弃含糖过多的垃圾食品。

03. 红肉及加工肉，"富癌"的饲料

红肉主要指的是外观呈红色的肉，如猪肉、羊肉、牛肉等；而白肉指的则是那些外观为白色的肉类，如鱼肉、虾、鸡、鸭等。另外还有一类叫作加工肉，是采用腌、熏、烤、晒制作而成的，为了增加肉类食物的保存时间和风味而产生的。

不断有研究证明，红肉的摄入可能会提高 20% 左右的结肠癌等疾病的发病率，这也许是由于红肉的烹调过程可能产生大量亚硝酸盐（腌制）、苯并芘（烧烤），也可能是红肉当中含量过高的脂肪可能造成肥胖，从而增加致癌风险。因此红肉被列为 II 级致癌物。加工肉由于含有大量的亚硝酸盐、杂环胺、亚硝胺等物质，因此被列为 I 级致癌物。

有一位老太太曾经说："科学做得越来越多，什么都是有害的，那我们老百姓还吃不吃了？"我当时就给她竖了个大拇指，真是话糙理不糙啊。

一个致癌物是 I 级还是 II 级，并不是由它的危害决定的，不是危害越大级别越高，而是"证据级别"越高，致癌物的级别越高。什么叫作证据级别呢？就是大家通过研究都发现加工肉有害，那么加工肉就是 I 级致癌物。和吸烟并列为 I 类的它也很无辜，毕竟吸烟提高 20 倍风险，它只能提高 20% 的风险。

对于老百姓而言，只需要知道个大原则即可，也就是加工肉和红肉的量可以适当较少一些，留点给鸡、鸭、鱼等白肉。我国《2016 年居民膳食指南》也把"怎么吃肉"的问题说得很清楚，每天禽类

肉加上猪牛羊肉要在40—75克，也就是不要超过1两半。

我个人认为，生活没有必要这样局限，只要知道红肉多吃没有好处，适当注意即可，毕竟，3/10000左右发病率的结肠癌，哪怕所有人都不吃红肉，也并非会降到2.5/10000，对个人而言，差别并不大。

在保持体重的前提下，有节制地吃就好。

04. 口太重，除了高血压，还容易招癌

其实咸并不是致癌的元凶，是那些"很咸"的食物，往往都不是天然的盐，而是盐的"变异品种"——亚硝酸盐。

"中国式咸鱼"已经被美国癌症研究所列为了Ⅰ类致癌物质，这次是彻底翻不了身了。"中国式咸鱼"不但被认为与广东的鼻咽癌密切相关，更是胃癌、结肠癌、乳腺癌的刺激因素。

除了咸鱼之外，中国产的泡菜、腌菜也是一绝。"私房"菜也许好吃，但未必健康，很多女性病人一辈子不抽烟不喝酒，却早早得了胃癌。在《平凡的世界》当中，让人怜爱的中国式媳妇儿也最终因为癌症去世，这样的故事一点儿也不稀奇，很多平凡的女人为家庭贡献了一生，养大了孩子，但是没给孩子报答养育之恩的机会。这些都和我们日常的生活息息相关，也许是改变一个小小的习惯就可以改变命运。

所以，少吃一些"咸食"，让肿瘤离善良的人再远一点吧！

05. 保健品：花钱买来的上当，哭着也要吃完吗？

现如今的保健品市场非常混乱，它们打着各种各样的旗号来掏空我们一辈子的积蓄。每个保健品的包装都是那么精美，作用五花八门，邻居和街坊的传播更是无孔不入。那么保健品到底该不该吃呢？美国癌症研究所明确地告诉你，不要相信任何的保健品，如果要使用，请在医生的指导下进行。

为什么现在老年人容易信保健品，而且一买就是好几万，孩子怎么说都不听呢？其实原因很简单，越是老人，越不能承认自己被骗了这个事实。曾经一个大妈问我手术前要不要买点保健品吃，我很坚决地说不用，但她还是不死心，从兜里掏出来一个清单，和我说："大夫，您还是帮我看看这些保健品哪个能吃吧，我买都买了。"我也只能告诉她，您这个钱，花了就当是丢了，因为吃下去可能赔了夫人又折兵，健康也搭进去了。

保健品市场正是针对老百姓"谈癌色变"的心理，用一些编纂出来的抗癌励志故事，让老百姓相信那些肿瘤都是被这些保健品治好的，然后通过老百姓之间的传播去推广。其实保健品的主要成分也是一些有效的营养成分，如深海鱼油、维生素、矿物质等，但是这些成分的含量甚至一点也不比食物高。例如，一粒鱼油吃下去，并不意味着就比吃两块三文鱼里面的 $\omega-3$ 多不饱和脂肪酸含量高。

那有的朋友会说，不是说抗氧化剂、植物素能够降低癌症的风险吗？这些也不能吃一点吗？如果已经买了一些价格不太昂贵，又以补充矿物质、维生素、$\omega-3$ 多不饱和脂肪酸等抗癌物质的成分为主的保健品，是可以适当吃一些的，起码能够起到心理安慰的作用。有很多年龄大的病人和我说，吃了什么保健品之后觉得精气神儿都足了很多，我一般也不会去否定或者劝阻他们。但是一定要谨防以下这几种：

·号称"包治百病"的保健品。

·以"治疗"为目的的保健品。

·没有营业执照和相关资质的保健品。

·免费赠送体检、就诊的保健品。

·宣传语上出现"美国最新科技""某某院士推荐"的保健品。

·私人作坊制作，街坊邻居使用之后说效果极好的保健品（大多都加入了大量激素）。

要知道，人坏起来真是难以想象的。一位记者到一个保健品的制造窝点暗访，发现原来外表十分光鲜的保健品背后竟然有一个肮脏的产业链。里面的工人会得到一个配方，他们按照配方把保健品人工捏出来，药物之间的配比十分随意。其中一个人更是大言不惭地说："多加点地塞米松（激素）就行，这玩意比什么都好使。"一个打着抗过敏、提高免疫力的保健品，其中含有大量的激素，确实在短时间内可以缓解症状，但是不在医师的指导下长期使用，会造成骨质疏松、肥胖、脱发、电解质严重失调等。

所以，请相信你的医生。我常说一句话：我给你做的手术，我当然希望你长命百岁，如果有什么办法能够帮你，我一定不会藏着掖着。在这个世界上，甚至有时候包括你的家人在内，也没有人比我更希望你健康。

第二节　一套抗癌食物的综合评分表

现在网络媒体十分发达，无论什么时候，似乎都能看到一些所谓的"明星抗癌食物"，只要疯狂地吃某种食物就可以预防肿瘤，甚至治好已经发生的肿瘤。这样的故事往往是这样的：某个很善良的妈妈，经常熬夜加班吃外卖、心情抑郁然后得了肿瘤，到了医院被告知已经是晚期，医生建议她放弃手术和化疗，劝她回家保守治疗，没想到她回到家之后，吃了某种神奇的食物，然后身体竟然一天比一天好了起来，一年后再回到医院复查的时候，医生神奇地发现，肿瘤消失了！太神奇了！

这样的故事看起来非常荒唐，但是它充斥在网络的各个角落，最有名的要数前些年曾经红极一时、最后被证实完全是捏造的"张悟本"吃绿豆事件。当时吃绿豆可谓红极一时，大江南北、长城内外，绿豆的价格都快涨疯了，大妈们恨不得把市场的绿豆全买回家，煎炒烹炸一顿吃。

张悟本很了解老百姓的心理，大家在所谓的"癌症"高发的刺激下，都想做点什么，但是正规的专家们也没有给出更可信的方案，所以他们只好听信网络的谣言。大妈们会想啊，不管信不信他，绿豆总之是个正经食物，也没说吃绿豆多了能吃坏，食疗嘛，总是有百利而无一害的，吃！更何况，"张老师"讲得很有道理啊！虽然没有给出任何文献，但是阴阳五行分析得头头是道。后来造假事件被揭露，绿豆的价格一落千丈。即使没有了绿豆，还有各种神奇的海藻、香菇，层出不穷，人们越来越难以判断到底该吃什么。

其实要我说，目前没有一种食物是被认为有所谓的抗癌奇效的，这是因为不同部位的肿瘤，甚至不同病人的同一种肿瘤，都是完全不同的。我们的研究人员曾经做过一个实验，他们把肝癌组织切出一个 1 厘米见方的方块，然后把这个方块平均切成了 100 块，再把这 100 块肝癌组织分别进行全基因组的高通量基因测序，之后把基因序列完全一致的标成同一个颜色，最后结果呢？几乎看到了五六十种颜色，也就是说，在这么小的一个肿瘤里面，每一个区域还都有如此大的差别，那么放大到整个肿瘤，就犹如百花齐放一般，能感受到肿瘤形成了不同的国度、地貌和自己不同的文化。

对于这样一种复杂的东西，用单纯的一种食物就能对抗？

食物当中，可能蕴含着大量的营养物质，也许能够抗氧化，也许能够促进 DNA 的修复，也许能够减轻肥胖，从而降低肿瘤的风险。但是无论如何，这些食物也只能起到辅助作用，并不像传说中说的那样神奇。与其迷信一种食物，还不如坚持一份健康的食谱、规律的锻炼、健康的心态，那才是我们抗癌的真正法宝。我们要时刻记住这几句话：

细胞实验有效不代表动物实验有效；

动物实验有效不代表人体实验有效；

人体实验有效不代表人群都会获益；

人群都会获益不代表因果关系，也许只是一种相关性而已；

最重要的是，含有抗癌物质不等于这种食物抗癌。

在我看来，正规的专家们不能再想着天天辟谣了，说人家这个不对那个不对。我们总要提出什么是对的吧，不然老百姓拿什么作为参考？我查阅了目前已经发表的研究，根据两个参数来对各种食物做一个评分（满分 10 分）。

一个是证据级别，也就是发表论文的数量，杂志的影响因子水平。另一个是"抗癌特性"，也就是这种食物作用于人体所能产生的抗癌效果。这两个参数所获得的评分，一定不是最科学的，但是可以给我们一个大致的参考，不是要让大家抱着排名第一位的食物天天吃个没完，而是要做到心中有数，把这些食物定期摆上你的饭桌。

01. 大蒜：神奇的大蒜素　9.2 分

大蒜是一种百合科葱属植物，和洋葱、青葱、香葱属于同一类。

在我们日常烹任当中，大蒜经常作为一种调味品出现，不但可以消除鸡鸭鱼肉的腥味，还可以让菜肴的味道变得浓郁。除此之外，在营养成分方面，大蒜里面含有大量的精氨酸、类黄酮、单糖以及硒元素，这些都不同程度地对健康有益。

大蒜给我们带来的那种"香味"，来源于大蒜素形成的一种硫化物。大蒜素是大蒜有效活性成分的前身，当大蒜被捣烂或者切碎的时候，这种活性成分就会被释放出来，这种成分对于人的鼻子和眼睛来言具有很强的刺激性，但是当摄入体内时，会发挥一定的抗癌作用。

那么，目前有明确的研究证据，证实大蒜能够抗癌吗？曾经有一系列大样本人群的研究，把胃癌、结肠癌、食管癌、胰腺癌以及乳腺癌患者和正常人群进行对比，统计了摄入大蒜的情况，发现摄入大蒜的人群，患有胃癌的比例降低了31%，患结直肠癌的概率降低了47%！欧洲的学者发现，小肠肿瘤的发病率在"吃蒜群众"当中也会降低。我国的研究也同样发现，胃癌比例会降低！同时吃蒜对前列腺癌也有一定的预防作用。

前面说过，现象并不代表因果关系。不甘于现状的中国研究者们着手做了一系列的临床试验，把具有胃癌高危风险的5000人随机分为两组，一组让他们每天吃大蒜素（200毫克）以及补硒胶囊（100毫克）；另一组吃安慰剂，持续5年的时间，最后惊奇地发现，吃大蒜和硒的这一组，整体癌症的发病率比对照组降低了33%，胃癌的发病率惊人地降低了52%。严谨的日本人也进行了类似的实验，他们采用大蒜提取物来进行实验，发现大蒜提取物的高摄入组，胃腺瘤的发生率更低一些。另外，一个小样本研究也发现，把大蒜素涂抹在皮肤的基底细胞癌上，能够平均缩小47%的肿瘤体积，也同样证实了大蒜素的抗癌效果。

因此，目前国际癌症研究中心把大蒜列为主要的抗癌食物之一，正是因为这些证据的存在，但是大蒜和怎样的食物一起服用效果最好，本身单用究竟能起到多大的效果，其实并不是十分肯定。同时现在认为大蒜之所以有抗癌效果，是因为它能够促进人体正常细胞DNA的修复，阻碍癌细胞的生殖，等等。

目前世界卫生组织给我们"吃蒜群众"的建议是，每天吃2—5克新鲜大蒜（相当于一瓣蒜），或者0.4—1.2克的大蒜粉都可以。但是有一些人不能吃大蒜，例如，正在服用治疗药物的HIV病人，这种药物的效果会被大蒜抵消掉50%。因为大蒜有一定的抗凝作用，所以正在怀孕的妇女，准备做手术的病人，以及正在服用凝血药物（例如，华法令）的病人，不建议食用大蒜。由于大蒜的刺激作用，对于胃溃疡发作的病人不建议直接食用，可能会加重溃疡病。有些人对大蒜过敏，吃了大蒜会引起支气管哮喘，因此也不建议接触大蒜（甚至是皮肤接触）。

没有冷藏保存的大蒜可能会生出肉毒杆菌，建议最好购买新鲜的大蒜食用，吃剩的大蒜冷藏保存，长期没有食用的大蒜应该果断弃掉。

一定要记住，大蒜对于我们来说，最重要的属性一定是调味，而不是防癌。大蒜也一定不是拯救人类于癌症水火的神奇食品。

02. 粗粮：多吃粗粮少得癌　8.9分

中国的老人总说吃粗粮好，我们也经常会听到某个村的百岁老人，一辈子啃窝窝头，啥毛病没有，让人艳羡。我现在也经常把糙米窝头作为我的常规食谱。我最爱的食物是东北的铁锅炖，除了白菜粉条之外，最喜欢的就是贴在锅子上的玉米面饼子。

从各个角度来看，粗粮的"养生"价值都可以用科学来解释。

首先，粗粮在西方一般会被称作全谷类食物，通常是用谷类中的玉米、紫米、高粱、燕麦等进行加工的。它们的成分也主要是碳水化合物，但是比精米白面稍稍多了一些不可溶性纤维素，也就是说，吃了同等量的主食，摄入了更多的纤维素。这些纤维素不容易被肠道消化和吸收，让肚子吃饱的前提下，相应地减少了能量的摄取。同时这些纤维素还会促进排便，减少粪便长期停留对肠道的刺激。

2016年的一项分析提示我们，在粗粮等谷类的高摄入人群当中，不但能够降低心血管疾病的风险，各种肿瘤的整体发病率也会降低6%。另外一项研究也发现，这些谷类不但能降低14%的癌症风险，而且能降低感染性疾病、糖尿病的风险。

为什么我们不让糖尿病病人喝粥，而是啃窝头？是因为这些被煮烂的米粒，经过肠液的消化，非常容易被肠黏膜吸收转化为血糖，让血糖一下子升得很快，对胰岛素和胰腺都是一个不小的负担，特别是对于糖尿病的病人。这时候粗粮的优点就体现出来了，也就是——吸收慢。粗粮的颗粒需要经过层层肠液的分解才能逐渐被分解，并且只能吸收其中的一部分，另一部分不能被吸收的，就被排出体外，既能控制血糖，还能控制体重。

别忘了，控制体重就减少了患癌的相关性，这也是我们认为粗粮能够防癌的主要原因。但是也有一些人不适合在饮食当中加入过多的粗粮，例如，正在长身体的青少年，还有青春发育期的年轻女孩，粗粮会影响人对蛋白质等营养物质的吸收，因此会影响他们正常的生理代谢。有长期腹泻的病人，粗粮可能会加重腹泻的症状。胃肠消化功能不好的病人，体重过轻的病人，都不建议长期吃粗粮。

03. 绿茶：抗癌是美好的愿望 8.5 分

茶，传闻含有大量的"茶多酚"，因此被认为是一种良好的抗癌物质。绿茶作为茶当中的茶多酚王者，目前被认为是对健康非常有好处的一种东西。茶多酚以及一系列的衍生物质被认为有着很好的抗氧化剂的作用，从而消除体内因为各种损伤（吸烟、烧烤、感染）所造成的 DNA 氧自由基损伤。另外，在其他的动物实验当中，茶多酚还能够减少肿瘤生成、滋养自身的血管。但是梦想是美好的，现实是骨感的。虽然在动物实验当中我们发现了这么多有效的结果，并且超过 50 个流行病学的"相关性"研究认为茶可以降低部分癌症的发病率，但是在临床研究当中，除了一些小样本的研究之外，并没有充足的证据证实喝茶对抗癌有多大作用。

而且，喝茶喝不好，还有不少的副作用。由于茶当中含有咖啡因，喝多了之后人会出现心跳过速、焦虑、失眠、腹痛、震颤等症状，绿茶当中含有的铝也可能会在体内蓄积，造成一些神经症状。黑茶和绿茶还会抑制铁的吸收，所以长期饮用也许会造成缺铁性贫血。

老年人长期喝茶是个健康的生活方式，但要注意每天喝茶的量，避免浓茶，健康品茶。

04. 西蓝花：营养物质的宝库　8.3 分

十字花科食物听起来很遥远，但大家常见常吃，就如以下几种食物：菜花／西蓝花、油菜、白菜、萝卜、甘蓝。这些统统都是十字花科的植物。

为什么专家要研究十字花科的植物呢？因为它是一座营养物质的宝库，含有大量的类胡萝卜素（β-胡萝卜素、叶黄素、玉米黄质等），此外还有维生素 C、维生素 E、叶酸及矿物质，它们同样也是很好的膳食纤维的来源。

十字花科的食物通常都有一种刺激性的气味，这是由于这些植物里面有一种神奇的物质，这种物质当我们进行食物的烹制、咀嚼和消化的时候，会完全被释放出来，形成一系列更加复杂的化合物，发挥抗癌作用，其中我们最熟悉的就是萝卜硫素这种东西。大量的研究发现，萝卜硫素能够减缓大部分肿瘤的生长，主要是由于它能够降低癌基因的活性，帮助 DNA 损伤的细胞进行修复，并且能够抵抗外界损伤造成的组织炎症，抑制癌细胞的血液供应等。但这些都是实验室层面的东西，我们再来看一看临床上的应用效果。目前研究证实，十字花科食物高摄入的人群，患有前列腺癌的概率会大大降低，但其他肿瘤的比例降低不太肯定，有一项大样本的队列研究发现肺癌的比例也会降低，尽管其他研究发现差别并不大。

因此，在这样的研究基础上，我们能够把十字花科食物当作健康食谱的一部分吗？

目前研究只给出了一个肯定的答案，那就是蔬菜摄入一定好，同时深色的蔬菜摄入一定更好。那么，十字花科的食物非常尴尬，因为它有一部分被划分成"深色蔬菜"，另一部分被划分成了"其他类蔬菜"，因此科学家之所以这么难得出十字花科食物的抗癌效果，就是因为它的跨度太大了，很难从食谱当中分解出十字花科这种食物单独的抗癌效果。

因此，十字花科的食物的证据级别略微降低，但是由于其烹饪简单，食用广泛，还是强烈推荐，给 8.3 分的好评。

05. 补钙 / 维生素 D：意外发现的抗癌"副作用"　7.3 分

曾经有一名科学家，在做骨质疏松的补钙研究，计算的时候顺便把学生统计的肿瘤发生率也计算进去了。这个无心插柳的动作让他大吃一惊，补充钙和维生素 D，似乎与抗癌有一定的关系。

一项由美国国立卫生研究院（NIH）领衔的大型流行病学调查发现，在将近 50 万人的统计当中，高摄入钙能够明显降低结直肠癌的发生率（男性 20%，女性 30%）。而在其他各种类似的研究当中，都发现补钙对降低结肠癌非常管用。甚至研究者们做了一项临床试验，来验证补钙的抗癌效果，选择的是结肠腺瘤切除后的人群，发现补钙竟然能够降低结肠腺瘤的复发率。我们知道结肠癌很多都是由结肠腺瘤转化而来的，那么降低了腺瘤的复发，是和降低结肠癌的发病率相吻合的。

在 2007 年，世界癌症研究基金会联手美国癌症研究所公布了最权威的抗癌食物名单，其中也总结说补钙可能降低结肠癌的发病风险。

要知道，如果一种食物或者补剂能够单独降低某一种肿瘤的发病风险，那比降低所有癌的风险更有价值，这说明我们也许发现了一条肿瘤可能的发生通路。于是这些"不小心"走偏的研究补钙的科学家，又更深入地研究了钙抗癌的原因。研究发现，钙从口中被吃下去之后，能够与消化道中的胆汁酸和脂肪酸结合，形成一种叫作"钙皂"的化合物，这就大大减少了这些酸性物质对肠道细胞的刺激，减少这些肠道细胞在长期刺激下发生变异的可能性。另外，钙还能作用于肠道细胞，让它们能够更好地分化，而不是没完没了地增生（产生腺瘤）。

那么我们该怎么补钙呢？其实就用常规的牛奶、豆腐、大豆、海带、紫菜、虾皮等食物进行补充即可，同时还要补充一定量的维生素 D，每天晒一晒太阳等。另外，美国癌症研究所也明确地表态，在抗癌方面并不需要采用保健品来补充钙，如果出现骨质疏松等问题，需要根据你的骨科医生或者营养师的建议来进行补剂的选择。

最后再简单说说维生素 D，它和补钙一样，也同样是一个研究的"副产物"。美国的学者在研究中发现，在低纬度，也就是更靠近赤道的人，癌症发病率会低于高纬度的人。会不会是因为低纬度的日晒强烈，人的维生素 D 补充得充分？于是他们就在骨质疏松是否需要补充维生素 D 的研究中同时统计了癌症的发病率。结论是，维生素 D 摄入高的人群，结直肠癌发病率相对低。

不过，目前的研究往往是补钙和补充维生素 D 同时进行，单补充维生素 D 是否抗癌，如何补充最有效等问题的研究正在进行当中，相信在不远的未来就会给我们明确的答案。

06. 亚麻籽　6.3 分

亚麻籽当中含有普通食物当中含量较少的 ω–3 多不饱和脂肪酸，在两项小型的研究当中，发现在手术前口服亚麻籽可以减少肿瘤的体积，故而使这种食物逐渐进入我们的"抗癌圈"。但目前可被接受和令人信服的证据还很少。

07. 深海鱼油　6.1 分

与亚麻籽的作用相似，大量作为保健品在市场上销售，但是其作用并不确定，因此评分相应降低。

6 分以上的食物都是及格的抗癌食物。下面再说说一些经常被提到的"抗癌食物"，我打 6 分以下，不及格，不建议为了所谓的"抗癌"而长期、常规、大量地服用。

08. 抗氧化剂　4.9分

抗氧化剂的主要作用是对抗氧自由基，目前我们从很多渠道可以购买到类似的保健品，但是在一些研究当中，科学家发现，它们能增加一些癌症的发生。因此，并不是一样东西含有抗癌成分，最终的结果就一定会抗癌，所以美国癌症研究所明确表态，不要私自服用任何打着抗氧化剂名号的保健品。

09. 蒲公英　3.2分

这还是很多病人告诉我的，他们经常用蒲公英泡水喝。我的第一反应是：这不是胡闹吗？但是网上一查，似乎还真有不少相关的研究，科学家发现从蒲公英的根上提取的成分似乎能发挥有效的杀灭癌细胞的作用。

所以科学家发现了一种非常有前景的研究对象，是否能成为下一个青蒿素还正在研究当中，但是很可怕的是，商家比科学家动手更快，他们已经把这个东西做成产品销售了，虽然科学的证据还没有出来。

研究者表示，非常不建议病人私自在化疗期间口服蒲公英根茎提取液，因为这个东西目前能否被人体吸收，吸收之后又是否能抗癌，会不会致癌，在业界都存在巨大争议，也许美好的愿望会适得其反。

所以，那些拿着蒲公英叶子炒菜，拿着蒲公英根泡茶的朋友们，赶紧停下吧！

10. 有机食物　2.5分

有机食物主要指的是不用任何化学肥料、化学杀虫剂、化学成分，而是用最传统、最天然的方式进行培育的食物。不只是植物，同时也包括不用抗生素、激素孵育的动物肉类。虽然消费者都认为有机食物更有营养、更健康，但目前没有非常明确的证据能看到两者在抗癌方面的差别。

这里给大家推荐一份美国癌症研究所的官方网站的防癌食物一览表，根据目前所发表的研究罗列了一些食物。

目前已有明确证据的：

· 浆果类食物

· 深绿叶蔬菜

· 大蒜

· 葡萄和葡萄汁

· 番茄

刚刚更新的：

· 苹果

· 蓝莓

· 西蓝花＆菜花、卷心菜等蔬菜

· 车厘子（樱桃）

· 咖啡

· 蔓越莓

· 亚麻籽

· 葡萄柚／西柚

· 豆类食物（菜豆、豌豆、扁豆）

· 南瓜类

· 茶

· 核桃

· 全谷类食物

即将加入的优秀食物：

· 巴西莓

· 黑莓和草莓

· 胡萝卜

· 红辣椒

· 柑橘类（橙子／柠檬）

· 甘蓝菜

· 蘑菇

· 坚果

· 洋葱

· 木瓜

· 石榴

· 菠菜

· 西瓜和其他瓜类

　　网站上对于吃什么、怎么吃也给出了很客观的建议。"在实验室的检测当中，每种单一的食物当中包含很多矿物质、维生素和生化因子，可以有效地起到抗肿瘤的作用，但证据也表示，只有按照一定的食谱进行整体摄入的时候，才能达到最好的抗癌作用。"

第三节　给素食主义者的饮食建议

有一次，我和我国著名的儿科神经内科创始人左启华老教授在她未名湖畔的家里聊天，才发现这位 90 多岁的老人竟然是个素食主义者，原因是她的家教信仰。老人家身体非常棒，根本不需要别人照顾。虽然离开临床很久了，但是对于所谓的"养生"，她有一套非常科学的知识体系。

当我们聊了一会之后，老人家熟练地点了个必胜客外卖，又给别人回了个邮件，我在她身上看到了啥叫"活到老学到老"。这么大岁数，生活在北大湖畔一栋非常安静的小楼当中，看起来像是一位隐居的侠士一样。

01. 素食到底能不能防癌？

当我们从抵抗"穷癌"逐渐过渡到预防"富癌"的时候，中心任务就围绕着控制体重这一环节了，自然而然地，我们会想到：既然都说吃蔬菜水果好，吃肉不好，要么我们干脆不吃肉了不就好了？

朋友们可以仔细看各大平台的官方推荐，当中都没有"不吃肉"这个选项，只是要求控制摄入量，因为完全不吃肉，只吃素，会出现更多的问题。目前美国癌症研究所给出的官方声明当中，也没有吃素和降低癌症的发病率有相关性的说法，反而吃素和营养不良、维生素缺乏、营养性贫血的关系是非常密切的。

这并不是素食主义的问题，而是很多素食主义者不知道如何用素食来实现营养均衡，甚至有些人把素食主义当作一种时尚，且夸大它的效果。曾经有一位"90后"的女演员患了淋巴瘤，这本身是一种有可能治愈的疾病，但是她没有选择正规的西医治疗，而是选择了中医和吃素，这两者都不能保住她，反而让自己的免疫能力日渐降低，最终失去了治疗的机会，撒手人寰。

每每听到这些不幸的经历，我都会油然而生一种责任感。我认为如果我还是不去争取最大的传播度来传播正确的理念，也许会让更多的人听信这些"似乎有些道理"的虚假信息，让本来可以治愈的疾病夺走那些鲜活的生命。

苹果公司的创始人乔布斯不但是一位伟大的商人和技术领袖，也是一位素食主义者，但是很可惜，他也一样因神经内分泌癌去世。所以，素食是一种健康的生活方式，同样的生活方式还包括运动、保持积极心态等，并不能指望着靠吃素来防癌，更不能指望它治疗癌症。

曾经有个著作叫作《致命饮食》，它鼓吹素食防癌的理念，不但如此，还建议极端的素食，也就是对任何蛋白质都持否定的态度。为了证明这个观点，它举了一个看似非常合理的实验。两组小白鼠，用黄曲霉素来诱发肝癌，其中一组老鼠用蛋白质喂养，另外一组只给非常少量的蛋白质，后来实验发现，给蛋白质的一组老鼠全部都患了肝癌（裸鼠完全没有免疫功能），但是几乎"素食"的老鼠，却一只也没有患癌，那这是不是说明蛋白质是诱发癌症的罪魁祸首，以后千万不要吃肉了呢？这就好像我们经常开玩笑说的一句话：吃米饭的人都会死掉，所以米饭是有害的。

这两组实验的结果没错，研究者也没错，错在这本书的作者，只是选择性地告诉大家前一半结果，却隐瞒了后一半更加重要的事实。那就是：蛋白质摄入组的老鼠在试验期间全部都存活着，只是得了癌而已，而没有摄入蛋白质的老鼠，试验期间全部都因为感染死掉了。没错，都死了，还怎么得癌？

书中还讲了第二个故事，更加发人深思。它说我国 20 世纪 70 年代以吃肉为主的地区，在 80 年代患癌的概率要明显增高，这是不是说明吃肉有巨大的"副作用"呢？这个故事就是我们所谓的"伪科学"，它建立两个不相干事件的联系，看似因果关系明确，但是联系未必代表原因和结果关系。这个时期同样是人口寿命急剧增加、治疗手段和检查手段飞速发展、人们生活水平快速改善的时代，有更多的人活得更长，而肉食为主的地区，往往也是人民生活水平改善最快的区域。

同样的问题我也问过这位90岁的老专家："您吃素是为了防癌吗？"老专家非常不屑地说："现在又开始兴这套说辞了？我活了这一把年纪都听了好几拨了，我只是觉得素食最好吃而已，吃完了以后身子舒服，哪有什么这个那个。"说了便笑着翻了个白眼儿。

嗯，这真是一位，非常有趣的老人。

02. 不吃肉，蛋白可以从哪里来？

素食主义者最需要解决的问题，其实就是蛋白质的摄入问题。其实在素食当中，也不是完全不存在蛋白质，例如，米、面当中也含有少量蛋白质能够被人体吸收，但是吸收效率远远不如动物蛋白，同时这些蛋白质当中，也可能会缺少人体需要的必需氨基酸。

图6-1是每100克食物当中含有的蛋白质量。如果按60千克体重来计算的话，每个人每天至少需要 60×0.8 克 $=48$ 克蛋白质，素食主义者可以好好对照一下表格，看看自己每天吃的量到底能不能达标。毕竟在长期缺乏蛋白质的情况下，会出现一些比癌症更加严重的身体问题，例如，缺铁性贫血、乏力、神经功能紊乱、不孕等情况，这些似乎都不是我们真正要的健康。

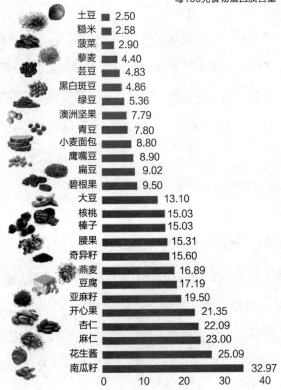

素食蛋白质

每100克食物蛋白质含量

土豆	2.50
糙米	2.58
菠菜	2.90
藜麦	4.40
芸豆	4.83
黑白斑豆	4.86
绿豆	5.36
澳洲坚果	7.79
青豆	7.80
小麦面包	8.80
鹰嘴豆	8.90
扁豆	9.02
碧根果	9.50
大豆	13.10
核桃	15.03
榛子	15.03
腰果	15.31
奇异籽	15.60
燕麦	16.89
豆腐	17.19
亚麻籽	19.50
开心果	21.35
杏仁	22.09
麻仁	23.00
花生酱	25.09
南瓜籽	32.97

图 6-1　100 克素食当中所含蛋白质的含量
（图片来自 VINCHAY FIT）

　　另外，如果不是严格的素食主义者，适当地增加一些蛋奶的成分，会大大降低这些"素食并发症"的发生概率。

第四节　来自神奇国度的抗癌食谱——地中海饮食

我们提到过，没有一种食物的抗癌效果可以被神化到能够直接抵抗癌症的地步，所以单独把任何食物当作零食天天吃也达不到抗癌的目的。因此我们需要寻找一种更加现实的操作手段，把一系列有着抗癌作用的食物集合成一个体系，既可以保证机体的能量和营养物质的吸收，又可以起到抗癌作用，同时对于心脑血管最好还要有保护作用。这就是我们寻找的健康饮食了，它不是一种食物，它是一类食物的集合。

《美国新闻与世界报道》公布了 2018 年的最佳饮食方式，并在 2018 年 1 月 4 日由美国有线电视新闻网进行了公开报道，其中在之前最被推崇的"生酮饮食"因为在抗癌方面证据不明确，副作用较大，因此被评审专家认为，不利于人体健康，不建议大部分人群使用。

所谓生酮饮食，就是一种以高蛋白质、高脂肪和低碳水化合物为集合的饮食套餐，理论上会使食用者采用脂肪提供能量，减少碳水化合物的摄入，从而使体重降低。但是通过大量的实践发现，也许真正降低体重的原因，与高脂饮食所带来的厌食是分不开的。因此生酮饮食被推崇的原因不是因为会降低肿瘤、心脑血管疾病的发病率，更多的是因为年轻人减肥盛行之后，由生酮饮食产生的减脂效果。

但是生酮饮食会使人缺乏能量的直接供应，因此常常会出现乏力、头晕等症状，这并不利于身体的健康。另外，在肿瘤方面，很多人认为既然肿瘤细胞喜欢碳水化合物，那么，吃脂肪会不会比吃碳水化合物好一些？事实证明，生酮饮食并不能有效地降低癌症的发病率，反而会使癌症病人因为能量缺乏而导致治疗的效果大打折扣。

排名第一的两种饮食方式，一种叫作得舒饮食，另外一种就是我们的抗癌明星饮食——地中海饮食了。

得舒饮食主要是高血压病人控制血压用的，主要是限制盐和脂肪的比例，增加有氧活动，促进血管舒张，减少心血管疾病风险。而地中海饮食除了有抗癌作用之外，对糖尿病、心脏病、中风、认知障碍等疾病也有一定程度上的预防，因此是一类对于现代人而言，作用较为均衡的饮食配方。

地中海饮食主要是指希腊、西班牙、法国和意大利南部等处于地中海沿岸的南欧各国，以蔬菜水果、鱼类、五谷杂粮、豆类和橄榄油为主的饮食风格。地中海饮食是以种类非常丰富的植物作为基础的，包括大量的蔬菜、水果、土豆、杂粮、豆类、坚果等食物。

烹饪的时候，一方面采用尽量传统和原始的方法，加工尽量简单，减少大量的煎炒烹炸等方式，选择当地应季的食物作为食材，最大程度上保留植物素及抗氧化成分。食用油方面尽量选择以不饱和脂肪酸为主的植物油（如橄榄油），而不是以饱和脂肪酸为主的动物油，减少各种人造黄油（反式脂肪酸）的使用。

脂肪饮食占摄入能量总量的 35% 以内，饱和脂肪酸小于 7%—8%（一勺动物油，半块蛋糕以内），一周吃不超过 7 个鸡蛋。每周吃两次鱼肉或者禽类肉，少吃几次红肉，并且尽量选择瘦肉。用新鲜水果代替甜品、甜食、糕点等食物。适量饮用红酒，最好在进餐时饮用，男性不超过 2 杯，女性不超过 1 杯。这样做的好处是既不会造成癌症发病率的增加，又能够在一定程度上减少心血管意外的风险。

除了饮食结构之外，地中海饮食还要求保持健康心态和积极锻炼。

我们总结一下，地中海饮食是我们这本书内抗癌食物的"集大成者"，是用最原始、最简单、最自然的方法生活，也许少了一些大鱼大肉、暴饮暴食的快感，却是一种健康的生活方式。因此，我们可以采用地中海饮食作为基础，偶尔一次"放纵"的饮食也并不会给我们的身体带来什么危害。我经常说不能把日子活得像修仙一样，还是要在健康的前提下，过得有滋有味，丰富多彩一些。

地中海式饮食食谱举例

早餐：

三明治 1 个、烤番茄 1 个、豆浆 1 杯（200 毫升）、燕麦片 5 瓷勺（60 克）、鸡蛋 1 个（50 克）。

午餐：

黄花鱼 2 块（100 克）、蔬菜 1 盘（250 克）、杂粮粥 1 碗（200 克）；

或者：瘦肉（60 克）、蔬菜 1 盘（250 克）、南瓜糙米饭 1 碗（150 克）。

晚餐：

去皮鸡肉（50 克）、蔬菜 1 盘（250 克）、糙米饭 1 碗（150 克）、葡萄酒 1 小杯（100 毫升）；

或者：蔬菜 1 盘（250 克）、饺子 8 个（160 克）。

零食：

瓜子、花生、杏仁等；各类水果。

第五节 一张癌细胞发动袭击的预警表

癌症可以说是一种慢性疾病，之所以好发于中老年人，就是因为不断的基因突变累积之后，会出现一定的发病概率。

01. 癌症发生的时候，有什么预警症状吗？

首先，不要迷信这些症状。之所以我国的癌症病人大多数在发现的时候就已经到了疾病的晚期，正是因为大部分的癌症在早期是没有任何症状的。有的家属会哭着和我说，她老爸平时什么毛病都没有，连咳嗽都很少有，怎么会是晚期的食管癌呢，是不是我们查错了。很可惜，事实摆在眼前，我们只能用最积极的心态去面对。

食管是一类可以舒张的管道器官，一般情况下，就算堵了30%—50%，食物还是有可能通过的，不会引起任何的哽噎症状，但是当食管瘤进一步长大，堵塞达 50%—70% 以后，吃硬的东西才会稍费劲，但是很多老年人都会觉得是岁数大了，也不会太在意。当肿瘤已经环绕食管长了一圈的时候，往往已经长穿了食管，造成外围的侵犯和淋巴结的转移，这时老人才会觉得吃东西一天不如一天，来看病的时候往往就已经失去了手术机会。

不明原因的体重减轻

老年人如果出现近期的体重减轻，但是近期并没有规律地运动、控制饮食等行为的话，那么一定要警惕肿瘤的可能性，不能光看着他天天炫耀自己瘦了，身材好了，还是要适时地泼一泼冷水。

大便完，常回头看看

自己的便，离开了自己，怎么也别忘了回头看看。大便的颜色是否变黑、带血，是否变细，是否偶尔有腹泻便秘交替的情况出现。这都有可能提示你的肠道内是否长出了新东西。

长期规律性的发热

如果有长期的发热，最有可能是肺炎或者结核病等感染性疾病。但是如果在充分的休息、等待，甚至抗生素的治疗之后仍然存在发热症状，那么就该去医院查一查了，因为肿瘤热也是一种常见的原因，但是年轻人往往都因为工作忙碌注意不到。类似于淋巴瘤、白血病等疾病，有的时候起病的重要形式就是发热。

任何症状的频率和强度增加

朋友们看，我并没有提出任何有关血的症状，因为无论是便血、尿血还是吐血，大家都知道去医院看病的，只有那些不容易注意到的症状反而最可怕。因此，无论是咳嗽、腰痛、乏力这些症状中的任何一种，越来越严重的时候，你可能都需要到医院做一套详细的体检，也许早一点发现疾病，就改变你乃至你的家庭的未来的轨迹。

02. 有哪些疾病，会转化成癌症呢？

肝炎

乙肝 / 丙肝、肝硬化、肝癌是中国肝癌发病最主要的三部曲。西方发达国家的肝癌主要是由酒精肝、肝硬化导致的，所以从发病原因上看，也是相通的。肝炎所产生的肝脏细胞的损伤积累到一定程度，是有很高的风险产生癌变的。

结核病

类似于肺结核一类的疾病，因为在肺部反复感染，也是有可能在某一个时刻刺激肺上皮细胞发生变异，从而产生肺癌的。因此存在肺结核的病人需要定期检测肺部的病变，如果有增大的趋势，并且抗结核治疗无效，需要警惕肿瘤的发生。

宫颈糜烂

宫颈糜烂这个诊断现在已经被废除了，正确的说法应当是宫颈上皮内瘤变。需要进行相关的检查，如果发现宫颈上皮细胞已经发生了不典型增生，也就是宫颈上皮内瘤变，需要严密地监测细胞变异的程度。宫颈炎症往往是由 HPV 感染导致的，这种感染有很高的风险，可以导致宫颈上皮的基因发生改变，从而导致宫颈癌。

胃溃疡

胃溃疡在中国主要的发病原因是幽门螺杆菌的感染，虽然很小一部分胃溃疡病人会转变为胃癌，但是这种反复的感染修复是癌变的一个主要原因。因此，发生胃溃疡的病人需要定期检测胃镜，来排除早期的胃癌。

反流性食管炎

当胃酸分泌过多，或者贲门的扩约功能障碍的时候，胃酸可能经过贲门，也就是胃的入口反流到食管当中。胃是不怕酸的，但是食管是非常怕酸性的，因此在强酸的腐蚀下，食管的下段非常容易发生变异。反流性食管炎的病人需要去医院就诊，评估是否需要改变生活方式或者服药。

肠息肉

肠息肉也有发生癌变的可能，如果有多发息肉，可能需要提示你定期复查肠镜，定期取活检来排除早期的结肠癌。

结节

肺结节、乳腺结节、甲状腺结节是我们从体检当中逐渐学会的词汇，但是这些结节很多时候是意义不明确的，也就是并不能确定是否为癌前病变或者不典型增生，很多的时候都是良性增生。例如，女性的乳腺结节往往与月经周期有密切关系，几乎所有女性都会在人生的不同时期或多或少有乳腺结节的问题。所以无论是任何结节，按照医嘱进行严密的观察都是至关重要的。

参考文献

［1］Chen W,Zheng R,Baade PD.Cancer statistics in China,2015[J]. *CA Cancer J Clin*.2016 Mar—Apr,66(2)：115—132.

［2］Jemal A.Cancer sfatifics,2016[J].*Ca A Cancer Journal for Clinicians*,2012,63(1)：11.

［3］陈淑梅.我国保健品行业的现状与发展趋势[J].现代商业，2016(12)：30—31。

［4］Xia Y,Luo F,Shang Y,Fungal Cordycepin Biosynthesis Is Coupled with the Production of the Safeguard Molecule Pentostatin[J].*Cell Chem Biol*. 2017 Dec 21,24(12)：1479—1489.e4.

［5］贺银成，梁翀.营养不良病人术前、术后的营养支持[J].医学新知，2006，16(1)：7—7。

［6］中华医学会肠外肠内营养学分会.成人围手术期营养支持指南[J].中华外科杂志，2016，54(9)：641—657。

［7］韩东景，赵楠，李伟等.食管癌病人术前营养不足和营养风险发生率及临床营养支持现状调查[J].中华肿瘤防治杂志，2013，20(16)：1274—1278。

［8］钟海均，应杰儿，马胜林.肿瘤专用型肠内营养乳剂对胃癌患者营养状况和免疫功能的影响[J].中华胃肠外科杂志，2006，

9(5)：405—408。

［9］张洪芝,王婷婷,李丽．各种肠内营养剂临床应用及护理 [J].中华现代护理杂志，2005，11(7)：525—526。

［10］吕广梅，孙素琴，袭如君．癌症患者的营养支持与护理 [J].中华护理杂志，1996(9)：497—499。

［11］程义勇．《中国居民膳食营养素参考摄入量》2013 修订版简介 [J].营养学报，2014，36(4)：313—317。

［12］蒋朱明，顾倬云，陈佛来等．精氨酸、ω–3 多不饱和脂肪酸等强化的肠内营养对术后患者免疫、肠通透性及预后的影响(120 例随机、对照、双盲多中心的临床研究)[J].中国医学科学院学报，2001，23(5)：515—518。

［13］Vinceti M，Dennertg，Crespi CM,Selenium for preventing cancer[J].*Cochrane Database Syst Rev*,2014 Mar 30,(3)：CD005195.

［14］Fund W C.Food, Nutrition, Physical Activity and the Prevention of Cancer：A Global Prospective[J].*Nutrition Bulletin*, 2007, 33(1)：26—32.

［15］黄泽元，王海滨．人体铁营养与食物补铁 [J].中国食物与营养，2000(3)：1—3。

［16］Sato T,Akiyama M,Nakahama KI et al.A novel mode of stimulating platelet formation activity in megakaryocytes with peanut skin extract[J].*Nat Med*,2018 Jan,72(1)：211—219.

［17］李坚,王仁生．鼻咽癌患者放疗后并发症及其改善措施 [J].

中国肿瘤临床与康复，2004，11(6)：562—565。

［18］侯友贤.肿瘤放疗并发症防治[M].北京:人民军医出版社，
2008。

［19］朱新贵，林捷.几种食品微生物降解黄曲霉毒素作用的研
究[J].食品科学，2001，22(10)：65—68。

［20］范志红.家有剩菜咋吃更安全[J].养生保健指南：中老年
健康，2012(1)：21—21。

［21］段翰英，李远志，蒋善有等.泡菜的亚硝酸盐积累问题研
究[J].食品研究与开发，2001，22(6)：15—17。

［22］仓伟贺.烧烤肉制品中3,4-苯并(a)芘的检测分析研究[D].
仲恺农业工程学院，2015。

［23］云无心.烤肉有致癌物，吃还是不吃？[J].科学与文化，
2012(1)：7。

［24］Qingxu Song,Hong Liu,Jianbo Wang,Dinner-to-bed time and
post-dinner walk：new potential independent factors in esophageal cancer
development[J]*Journal of Cancer Research and Clinical Oncology*,May
2014，Volume 140，Issue 5，pp.817—821.

［25］Song Q,Wang J,Jia Y,Wang C,Shorter dinner-to-bed time
is associated with gastric cardia adenocarcinoma risk partly in a reflux-
dependent manner[J]*Ann Surg Oncol*,2014 Aug,21(8)：2615—2619.

［26］Fujiwara Y,Machida A,Watanabe Y,Association between dinner-
to-bed time and gastro-esophageal reflux disease[J]*Am J Gastroenterol*,2005

Dec,100(12)：2633—2636.

［27］范志红．剩菜剩饭如何存放才健康 [J]．现代妇女，2013(6)：49—56。

［28］徐静．夜宵更需健康吃 [J]．中国保健营养，2009(12)：72。

［29］Lv J,Qi L,Yu C,Consumption of spicy foods and total and cause specific mortality：population based cohortstudy[J].*BMJ*,2015 Aug 4,351：h3942.

［30］araycoechea JI，Crossan GP，Langevin F，Alcohol and endogenous aldehydes damage chromosomes and mutate stem cells[J]. *Nature*,2018 Jan 11,553(7687)：171—177.

［31］Shukla Y,Kalra N.Cancer chemoprevention with garlic and its constituents.[J].*Cancer Letters*,2007,247(2)：167—181.

［32］Tanaka,S,et al.Effects of aged garlic extract(AGE) on colorectal adenomas：a double-blinded study[J].*Hiroshima Journal of Medical Sciences*,2004,53(3—4)：39—45.

［33］Adom,K.K.and R.H.Liu，Antioxidant activity of grains[J]. *Journal of Agricultural and Food Chemistry*,2002,50(21)：6182—6187.

［34］Ambrosone,C.B.and L.Tang，Cruciferous vegetable intake and cancer prevention：role of nutrigenetics[J].*Cancer Prevention Research*,2009,2(4)：298—300.

［35］Gao J,Wei W,Wang G. Circulating vitamin D concentration and risk of prostate cancer：a dose-response meta-analysis of prospective studies[J].*Ther Clin Risk Manag*,2018 Jan 9,14：95—104.

［36］Nilsson M B,Sun H,Diao L,et al. Stress hormones promote EgFR inhibitor resistance in NSCLC：Implications for combinations with β –blockers[J].*Science Translational Medicine*,2017,9(415)：eaao4307.

本书中文简体版由北京行距文化传媒有限公司授权上海译文出版社有限公司在中国大陆地区（不包括香港、澳门、台湾地区）独家出版、发行。

图书在版编目 (CIP) 数据

癌症病人怎么吃？/ 王兴著 . —上海：上海译文
出版社，2023.8（2024.11重印）
　（译文科学）
　ISBN 978-7-5327-9383-9

　Ⅰ.①癌⋯　Ⅱ.①王⋯　Ⅲ.①癌—食物疗法　Ⅳ.
① R247.1

中国国家版本馆 CIP 数据核字（2023）第 126483 号

癌症病人怎么吃？

王兴　著

责任编辑 / 刘宇婷　装帧设计 / 魔都鼠兔工作室　插画 / 许诗琳

上海译文出版社有限公司出版、发行
网址：www.yiwen.com.cn
201101　上海市闵行区号景路 159 弄 B 座
上海市崇明县裕安印刷厂印刷

开本 890×1240　1/32　印张 9.5　插页 2　字数 131,000
2023 年 9 月第 1 版　2024 年 11 月第 2 次印刷
印数：10,001–12,000 册

ISBN 978-7-5327-9383-9
定价：56.00 元